ESSAI

SUR LE

CANCER DU CORPS THYROIDE

PAR

Gabriel COULON

Docteur en médecine de la Faculté de Paris,
Ancien externe des hôpitaux de Paris,
Médaille de bronze de l'Assistance publique.

PARIS

TYPOGRAPHIE A. PARENT, A. DAVY, Successeur,

RUE MONSIEUR-LE-PRINCE, 31.

1883

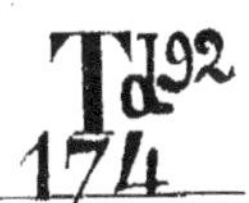

ESSAI

SUR LE

CANCER DU CORPS THYROIDE

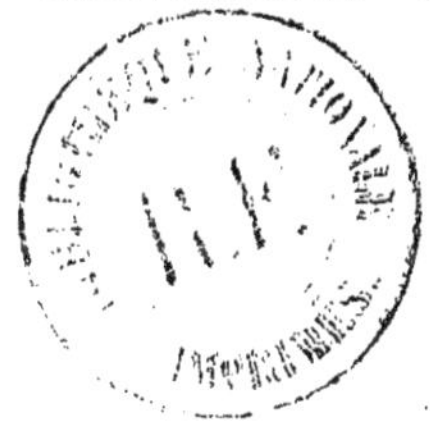

PAR

Gabriel COULON
Docteur en médecine de la Faculté de Paris,
Ancien externe des hôpitaux de Paris,
Médaille de bronze de l'Assistance publique.

PARIS
TYPOGRAPHIE A. PARENT, A. DAVY, Successeur,
RUE MONSIEUR-LE-PRINCE, 31.

1883

A LA MÉMOIRE DE MON PÈRE

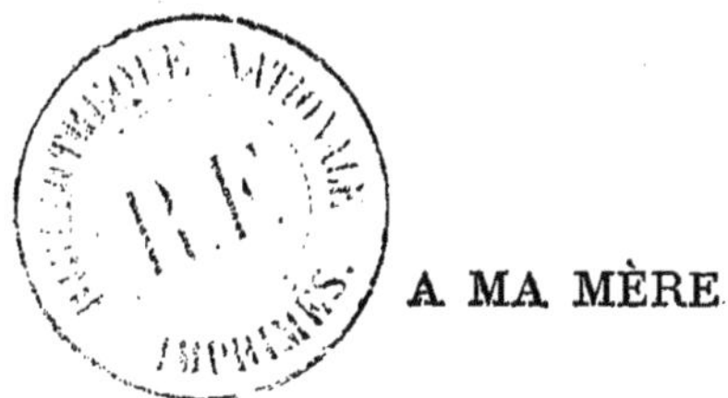

A MA MÈRE

A MA FAMILLE

A MES AMIS

A MON PRÉSIDENT DE THÈSE

M. LE PROFESSEUR VERNEUIL

Chirurgien de la Pitié,
Membre de l'Académie de médecine,
Professeur de clinique chirurgicale.

A MES MAITRES

M. LE DOCTEUR OULMONT

Médecin honoraire de l'Hôtel-Dieu (1877).

M. LE DOCTEUR HORTELOUP

Chirurgien de l'hôpital du Midi (1878).

M. LE DOCTEUR PROUST

Médecin de Lariboisière (1879-1881).

M. LE DOCTEUR DELENS

Chirurgien de l'hôpital Saint-Antoine (1882).

A M. LE DOCTEUR KRISHABER

ESSAI

SUR LE

CANCER DU CORPS THYROÏDE

INTRODUCTION

A l'époque où nous étions attaché en qualité d'externe à la consultation laryngoscopique de l'hôpital Lariboisière, il nous a été donné d'y rencontrer deux cas de tumeur maligne du corps thyroïde. Chacun de ces cas a d'ailleurs fait le sujet de publications de la part de M. Mathieu, alors interne du service, qui fit paraître leur histoire sous forme de cliniques médicales en 1881 et 1882. Nous reproduirons plus loin ces deux observations textuellement, les détails anatomiques qui en font l'importance appartenant en propre à M. Mathieu.

Depuis lors, M. le Dr Krishaber a bien voulu nous en faire voir un nouveau cas et il a joint à l'observation inédite qu'il nous a donnée une autre observation également inédite, et qui lui est aussi tout à fait personnelle. Il a relevé dans ces cas quelques points intéressants que nous sommes heureux de signaler sous ses auspices. Il a bien voulu nous aider de ses conseils et nous avons profité de la bienveillance avec laquelle il a mis certaine de ses publications à notre disposition. Nous lui adressons ici tous nos remerciements.

Nous remercions aussi notre excellent collègue Callais, qui a bien voulu nous communiquer une observation inédite de cancer du corps thyroïde prise par lui chez M. le professeur Le Fort, et M. de Brun, interne des hôpitaux, pour l'amabilité avec laquelle il nous a offert une autre observation prise par lui dans le service de M. le Dr Péan.

Enfin nous n'aurons garde d'oublier ici notre ami Odon Gueneau de Mussy, pour la bienveillance extrême avec laquelle il a mis à notre disposition son talent de dessinateur. Tous nos remerciements aussi à ceux de nos amis qui ont bien voulu nous aider dans nos recherches bibliographiques et dans les traductions des auteurs étrangers.

Que M. le professeur Verneuil veuille bien recevoir nos respectueux remerciements pour l'honneur qu'il nous fait en acceptant la présidence de notre thèse.

HISTORIQUE

L'histoire du cancer du corps thyroïde ne remonte pas à une date très éloignée de nous. Il est possible que les anciens auteurs aient donné un certain nombre de relations dans lesquelles ils décrivaient des affections qu'ils rapportaient au cancer à cause de leur aspect macroscopique. Le cancer du corps thyroïde, appelé aussi depuis Walther (Neue Heilart des Kropses, p. 13), goitre cancéreux, est en somme une affection plus rare que ne le croyaient les anciens. Et même, si l'on en croit Virchow (Traité des tumeurs, t. III, p. 244), il ne faudrait pas non plus ajouter une foi entière aux descriptions qu'ont données certains auteurs modernes. « On ne peut, dit cet anatomo-pathologiste, guère se fier à la littérature sur ce sujet. Ainsi, je tiens les cas décrits par Burns (1) comme cancer pour un goitre kystique ordinaire. Les faits de Meckel (2) et de quelques auteurs récents sont tout aussi douteux. Mettenheimer (3) décrit un ancien goitre fibreux coïncidant avec un cancer de l'œsophage. Comme il est très disposé, à cause de cette combinaison, à le considérer comme cancéreux, je ferai remarquer que l'on a assez souvent rencontré des cas de goitre concomitants avec des affections cancéreuses (Virchow. Gesammelt abhandl., p. 691, 693) sans que pour cela le goitre ait été aucunement modifié dans sa nature. »

En sorte que, d'après Virchow, sur les 40 cas environ qui ont été publiés jusqu'à ce moment-là, la plupart ne peuvent même servir de renseignements statistiques : bon nombre ne sont dus qu'à des erreurs de diagnostic, au moins pour ce qui concerne le goitre primitif. La plupart des observations ont trait à des envahissements secondaires de la glande thyroïde. Virchow, d'après Forster, rapporte néanmoins deux ou trois cas de cancer primitif de la glande : celle-ci était depuis longtemps le siège d'un goitre. Nous verrons plus tard que Lücke a constaté cette particularité en Suisse.

On voit donc que, au point de vue du cancer primitif, la question n'est pas aussi simple qu'on pourrait le croire. Des auteurs recommandables à tous égards et très connus,

(1) A. Burns. Bemerkungen uber die Chirurg. Anat. des kropfes und Halses, p. 194. Traduction allemande.

(2) Handb. der pathol., anat. t. II, p. 322.

(3) Wurtzb. med. Zeitschr., 1862, t. III, p. 314, 317.

avaient formellement nié l'existence du cancer dans la glande thyroïde.

Scarpa le rejetait complètement et n'admettait la dégénérescence de la glande que consécutivement à une affection cancéreuse siégeant dans un autre organe.

Larrey le faisait siéger dans les ganglions circonvoisins.

Mais les observations publiées par Cruveilhier, Sacchi, Lebert, démontrèrent de la manière la plus claire la possibilité du cancer appartenant en propre à la glande thyroïde.

C'est d'ailleurs ce que Boyer (Maladies chirurg., tome I) avait parfaitement reconnu ; et il regardait à juste titre le cancer comme l'affection la plus dangereuse du corps thyroïde, non pas tant à cause de la gravité de l'élément pathologique et de son influence toxique sur tout l'organisme, mais bien parce que les désordres qu'il occasionne dans les fonctions respiratoires amènent irrévocablement la mort.

Virchow, nous l'avons vu, tout en faisant remarquer que souvent la dégénérescence cancéreuse est consécutive à la propagation d'un cancer d'un autre organe, rapporte cependant avoir vu plusieurs cas où manifestement le goitre s'était implanté primitivement sur le goitre.

Dans un de ces cas, il s'agit d'une femme de 65 ans, qui avait un cancer de la corne droite de la glande, évidemment primitif : « La tumeur atteignait presque le volume de la tête d'un enfant et présentait à la coupe un mélange de parties très diverses. » Les autres cas constatent l'existence de tumeurs cancéreuses de la thyroïde, en même temps que des noyaux métastatiques existaient dans d'autres organes, mais à une distance trop grande pour qu'on pût incriminer la propagation directe. Dès 1841, d'ailleurs, il y avait eu plusieurs relations ayant pour sujet le cancer du corps thyroïde.

A. Sanson, dans la thèse qu'il soutint à Strasbourg pour le professorat, eut à traiter le sujet suivant : « Les tumeurs du corps thyroïde et de leur traitement. » Il fit dans ce travail une place assez considérable à l'étude du cancer et il rapporte quelques observations authentiques de cette affection, une entre autres, empruntée aux Bulletins de la Société anatomique de Paris et due à M. Poumet, qui maintenant encore est citée par tous les auteurs qui se sont occupés de la question. Elle a pour titre : « Cancer du lobe gauche de la glande thyroïde. — Oblitération de la veine jugulaire interne gauche. — Ulcération de la trachée-artère. — Ulcération et perforation de l'œsophage et de l'artère carotide primitive gauche. — Hémorrhagie interne. — Mort. » (In Bulletin de la Société anatomique, 1837, p. 327.)

En cette même année 1841, M. Gaubric, interne des hôpitaux de Paris, alors attaché à l'hospice de la Salpêtrière, et bien placé pour étudier les affections qui semblent être l'apanage de la vieillesse, M. Gaubric publia dans les mêmes Bulletins de la Société anatomique deux cas intéressants et détaillés de cette maladie. On les trouvera, ainsi que l'observation de M. Poumet, relatés à la fin de notre thèse.

Engel, à la même époque, publia deux cas de cancer du corps thyroïde qu'il considéra comme primitifs.

Habershon en 1845 dans Transaction of path. Society en publia également un cas.

En Allemagne, en Suisse, un fort grand nombre d'auteurs s'en sont occupés depuis lors, mais à différents points de vue.

Bien que depuis 1863 il n'ait paru qu'un seul ouvrage d'ensemble sur l'anatomie pathologique de la glande thyroïde, plusieurs travaux de détail, un grand nombre d'autopsies dont les résultats ont été publiés, l'examen d'un certain nombre de pièces recueillies *post mortem* ont contribué à préciser la nature et les caractères anatomiques de ces tumeurs.

La liste en serait longue à énumérer complètement, mais nous voulons au moins indiquer les noms les plus connus :

Lücke (Maladies du corps thyroïde. Stuttgard).

Stromeyer (Handbüch der Chirurgie, t. II, p. 335).

Cohnheim (Arch. f. Pathol. anat. and Physiol., t. LXIII).

Rünge (id., t. LXVI).

Eberth (id., t. LV).

Rose (Arch. f. klin. Chir., vol. XXIII); Axel-Key, Müller, Kaufmann, s'en sont principalement occupés à l'étranger; les uns s'occupant surtout, comme Lücke, Conheim, de l'anatomie pathologique, et les autres, surtout dans ces dernières années, ayant principalement en vue le traitement que l'on pourrait appliquer à cette affection.

Les études les plus complètes qu'on ait faites en France sur ce sujet remontent à 1862, année où M. Thelliez, dans une thèse sur « la compression des organes du cou par des tumeurs de la glande thyroïde » (thèse de Paris, 1862), établit très nettement les dangers de suffocation qui font du cancer du corps thyroïde une affection si redoutable.

Puis Nélaton, dans son « Traité de pathologie externe », consacre un chapitre tout entier à l'étude du cancer thyroïdien envisagé à part. On retrouve dans cette étude les caractères principaux de l'affection et un symptôme très important sur lequel il appelle l'attention : les douleurs lancinantes propagées au cou et jusque dans les régions mastoïdiennes et la tête.

Houel, dans sa thèse d'agrégation, s'est aussi occupé du cancer de la thyroïde (1860).

En 1867, M. Boucher, interne des hôpitaux, publia une nouvelle observation de cancer du corps thyroïde ayant amené un rétrécissement de l'œsophage par compression.

Dans son « Traité de pathologie externe », M. le professeur Duplay consacre également un chapitre à part à l'étude du cancer de la thyroïde ; on y retrouve tous les éléments désirables de diagnostic et nous y avons eu souvent recours pour mener à bonne fin notre travail.

Nous avons puisé aussi de très utiles renseignements dans le travail publié par M. Berger dans les Archives générales de médecine (juillet 1874).

Pendant l'année 1878, M. Ballet, interne des hôpitaux, présenta à la Société anatomique un cas observé dans le service de M. Péan et dans lequel le cancer primitivement implanté sur le corps thyroïde avait gagné le larynx et permettait de voir au laryngoscope des végétations fongueuses caractéristiques.

Quelque temps auparavant, M. Vallerian présentait à la même Société un cas de goitre cancéreux, remarquable par la vascularisation de la tumeur et par l'expansion qu'elle subissait de ce fait et aussi par les bruits stéthoscopiques qu'on y pouvait entendre.

M. Jaupitre, dans sa thèse inaugurale, a rapporté un cas intéressant dans lequel les vaisseaux veineux du cou avaient subi par propagation la dégénérescence cancéreuse.

Lors de notre externat à Lariboisière, nous avons pu voir dans le service de M. le Dr Proust deux cas qui ont fait l'objet de publications de M. Mathieu, interne du service.

M. le Dr Krishaber a fait enfin paraître tout récemment (novembre 1882), dans les « Annales des maladies de l'oreille et du larynx », une étude détaillée du cancer du corps thyroïde, dont il a bien voulu nous autoriser à nous servir. Et nous y avons eu souvent recours. En même temps, il a bien voulu nous remettre deux observations inédites que l'on trouvera à la fin de notre thèse.

Nous ajouterons aux observations connues jusqu'alors quelques relations inédites que nous devons à nos amis Callais et de Brun, internes des hôpitaux. Ce seront autant de matériaux dans lesquels on trouvera quelques points intéressants qui pourront servir à l'étude du cancer du corps thyroïde.

ÉTIOLOGIE

Nous serons forcément très bref sur l'étiologie du cancer du corps thyroïde. On n'en sait pas davantage que sur les causes des différents cancers de l'économie.

Le cancer du corps thyroïde est primitif ou secondaire sans qu'il soit encore possible de fixer la fréquence relative de ces deux variétés. Virchow, d'après Forster, rapporte deux ou trois cas de cancer primitif de la glande, mais il a bien soin de faire remarquer que, très fréquemment, les cas rapportés sont des cas de cancer secondaire.

Houel considère le cancer primitif comme plus fréquent et croit même que dans ces cas il reste limité à la glande.

Cette divergence d'opinion, comme le fait remarquer M. Krishaber, tient sans doute à ce que très souvent le pharynx et l'œsophage sont envahis en même temps, et comme il n'y a alors qu'un bloc cancéreux, il est fort difficile d'affirmer le point de départ exact.

M. le professeur Duplay, adoptant l'opinion de Virchow et se basant sur des faits qu'il a observés, croit que le cancer secondaire est beaucoup plus fréquent et que « dans l'immense majorité des cas, l'affection du corps thyroïde est due, soit à l'envahissement par un cancer développé aux environs, soit à une métastase provenant d'une tumeur éloignée. »

Dans bon nombre de cas, en effet, on ne peut nier que la tumeur soit secondaire, et il n'y a, pour s'en convaincre, qu'à lire les quelques pages que Virchow consacre à cette affection. Il y rapporte entre autres l'observation très intéressante d'un malade qui avait été opéré deux ans auparavant d'un cancer du testicule et qui fut atteint d'un goitre cancéreux. Dans une autre observation, il s'agit d'une femme qui, après avoir eu un cancer du sein, eut aussi un cancer de la thyroïde.

Quoi qu'il en soit, il est un fait dont l'importance étiologique est considérable. Stromeyer, Lücke, Lebert, ont observé que le cancer envahit fréquemment un corps thyroïde qui était précédemment atteint de goitre. Virchow en cite également plusieurs exemples. Et Lücke et Rose signalent très explicitement que cette affection se rencontrerait surtout dans les pays où le goitre est endémique. Elle serait assez fréquente dans le canton de Berne, par exemple.

Rien d'étonnant dès lors que dans la majeure partie des faits observés on ait eu affaire à des femmes. On sait, en effet, que le sexe féminin semble avoir une prédisposition spéciale à l'affection goitreuse.

Le cancer du corps thyroïde se rencontre de préférence chez des individus âgés, ayant dépassé cinquante ans. Mais ce n'est pas une règle absolue ; car Rose cite le cas d'une femme de 36 ans qui mourut de cette affection, et le professeur Gosselin a présenté en 1861, à la Société de chirurgie, une pièce anatomique recueillie sur une jeune fille morte à la suite de l'asphyxie produite par un goitre suffocant de nature cancéreuse. Nous citons un cas dû à M. de Brun, dans lequel la malade était âgée de 28 ans.

Doit-on faire jouer un rôle à l'hérédité ? Le fait est probable, comme dans toutes les autres manifestations cancéreuses; mais c'est plutôt par analogie que nous pouvons accorder créance à cette opinion. Les matériaux font défaut à ce sujet, les observations publiées renfermant très rarement des renseignements héréditaires.

Faut-il rappeler aussi la relation qui a été signalée depuis plusieurs années entre la tuberculose et le cancer? Toujours est-il que nous signalons un cas nouveau dans lequel on a constaté des lésions manifestement tuberculeuses des deux poumons.

ANATOMIE PATHOLOGIQUE

A l'exemple de tous les auteurs et en particulier de M. Boursier (thèse d'agrégation, 1880) et de M. Krishaber (Annales de laryngologie, novembre 1882), nous emploierons l'expression de cancer du corps thyroïde pour désigner toutes les tumeurs malignes de cet organe.

Cependant il ne faut pas, comme l'ont fait certains auteurs, confondre sous cette dénomination des altérations de la glande thyroïde qui offrent, à l'examen histologique, des caractères propres à d'autres variétés de tumeurs de la thyroïde, nettement classées et n'ayant point la malignité propre à l'affection cancéreuse. C'est ainsi par exemple que Virchow, dans le chapitre qu'il consacre à l'étude du cancer du corps thyroïde, s'élève avec force contre l'opinion de Burns, qui dans un de ses ouvrages décrit comme cancer un goitre kystique ordinaire. Il y aurait également lieu, dit encore Virchow, de considérer comme douteux les faits cités par Meckel et quelques autres auteurs. Une autre cause d'erreur dans laquelle on peut aussi tomber facilement réside dans la facilité avec laquelle l'esprit se laisse entraîner à attribuer à une tumeur survenant chez un individu manifestement cancéreux les caractères du cancer. Nous en avons déjà cité un exemple plus haut.

Les anciens auteurs qualifiaient souvent du nom de cancer des goitres dont l'aspect macroscopique seul pouvait éveiller l'idée d'une affection maligne. Mais heureusement, depuis un certain nombre d'années, les histologistes sont venus donner à la clinique des renseignements précieux et l'examen microscopique des tumeurs ou des lambeaux pris sur une tumeur en voie d'évolution a donné lieu à un certain nombre d'observations plus probantes. C'est surtout dans ces dernières années, certains auteurs ayant à plusieurs reprises soulevé la question de l'intervention dans le cancer du corps thyroïde et ayant indiqué plusieurs procédés opératoires, qu'un certain nombre de cas de cancer ont été dûment constatés par le microscope. C'est sur ceux-là seuls dont on a pu affirmer le caractère nettement cancéreux que nous nous appuierons pour faire l'étude anatomique des différentes formes que le cancer peut revêtir dans les corps thyroïdes.

Le cancer du corps thyroïde se présente avec les mêmes caractères que partout ailleurs, et les variétés anatomiques que l'on rencontre sont des épithéliomes, des sarcomes, des encéphaloïdes, des squirrhes. Mais de ces différentes formes, quelle est la plus fréquente? A ce sujet les opinions des auteurs diffèrent. Cependant il semble que sur un point l'accord soit unanime : c'est que le sarcome est la forme la moins fréquente. Ainsi Rose, de Zurich, dans un relevé de 24 cas de goitre cancéreux qu'il publie dans les « Archives de chirurgie clinique, vol. XXIII, fasc. 1, p. I», n'en cite que trois cas seulement. La proportion, comme on le voit, est minime et ne semble pas vérifier l'assertion de Rose, pour qui le cysto-sarcome serait une affection fréquente. Cependant nous ajouterons à ces 3 cas connus quelques cas nouveaux que l'on trouvera d'ailleurs publiés in extenso à la fin de notre thèse. L'un de ccs cas, que nous avons pu observer pendant notre externat à Lariboisière, dans le service de M. le Dr Proust, a fait l'objet d'une publication de M. Mathieu.

L'histoire anatomique du sarcome du corps thyroïde est encore fort incomplète, malgré les travaux publiés à l'étranger sur ce sujet. Aussi croyons-nous bien faire en publiant ici le résultat des recherches histologiques pratiquées sur la tumeur dont il s'agit. L'examen histologique a été fait au laboratoire de Clamart et on y trouva les lésions suivantes. A de certains endroits, le sarcome a détruit complètement les éléments normaux de la glande et ces éléments étaient remplacés par des cellules embryonnaires de petit volume, arrondies, très nombreuses; sur d'autres points, on retrouvait les vésicules closes, mais non point intactes, ayant au contraire subi des modifications très nettes et très remarquables. Il était encore facile de les reconnaître ; mais elles avaient un aspect jaunâtre et se montraient sous forme d'une masse homogène, réfringente, arrondie, bordée par une rangée de cellules épithéliales cubiques que le carmin colorait en rouge. Et cependant, à côté de ces vésicules dégénérées, on en rencontrait encore un certain nombre qui n'avaient point été envahies et qui offraient leur apparence normale.

Ailleurs, les travées s'amincissaient au point de former à peine une séparation entre les groupes de vésicules et sur certains points même ces travées intermédiaires avaient disparu. De cette disposition résultaient des sortes de cavités, les vésicules communniquant alors entre elles, et ces cavités étaient remplies par la substance jaune qui a été signalée tout à l'heure. Sur les parois de ces cavités on trouvait encore quelques traces des travées persistantes. Telles étaient les modifications anatomiques aux points où le processus sarcomateux avait le plus profondément lésé les éléments glandulaires. Mais à côté de ces points très malades, on en rencontrait d'autres où le sarcome ne faisait en quelque sorte que débuter. Ainsi dans certaines vésicules on voyait des bourgeonnements sarcomateux encore très petits. Il était facile de comprendre que si ces bourgeonnements prenaient un volume considérable, les vésicules qui les contenaient allaient se trouver remplies et bientôt après détruites.

De loin en loin, on trouvait de petits blocs colloïdes non circonscrits par une couche épithéliale, et qui représentaient vraisemblablement un autre mode de processus destructeur. Le tissu conjonctif n'existait plus aux points les plus malades ; mais là où la transformation sarcomateuse n'était qu'à son début, on trouvait encore des travées conjonctives servant de supports aux éléments embryonnaires.

Lücke (Cancroïd der Schildruse. Arch. für klinisch. Chirurg., 1867, vol. IX, p. 88) considère au cancer trois formes anatomiques, suivant que le cancer a les caractères du cancer médullaire (encéphaloïde) ou du cancer fibreux (squirrhe), ou enfin du cancer épithélial, et d'après lui, ainsi que d'après Follin et Duplay qui le citent, la forme la plus fréquente serait l'encéphaloïde. On trouve en effet un nombre assez considérable d'observations de cette variété. Nous en citons un certain nombre à la fin de notre travail. Cette variété de cancer est, de toutes celles qui affectent le corps thyroïde, celle qui revêt le volume le plus considérable. Comme partout ailleurs, il constitue une tumeur remarquable par sa mollesse, et il présente cette particularité qu'il est souvent creusé de cavités constituant de véritables kystes dans l'intérieur de la tumeur. Il arrive parfois que ces cavités kystiques sont remplies par des épanchements sanguins de volume variable. Le cancer encéphaloïde débute par les follicules clos. C'est au moins une règle que l'on peut considérer comme générale, bien que A. Key (Ahlberg. Hygioa, 1867, p. 263) ait, dans un cas, vu la néoplasie débuter dans des cloisons celluleuses de l'organe. Les cellules épithéliales prolifèrent : cette prolifération arrive bientôt à infiltrer le tissu conjonctif. Celui ci s'atrophie et progressivement, par suite de la destruction d'un grand nombre de travées celluleuses, on se trouve en présence d'alvéoles de grander variable, mais qui ne sont du tout les alvéoles de la glande dont elles n'offrent ni le type, ni les dimensions. Ces alvéoles sont remplies d'une substance qui ne tarde pas à subir à son centre la dégénérescence colloïde et c'est de cette façon que se produisent dans l'intérieur de la tumeur les cavités kystiques dont nous avons parlé tout à l'heure.

Ce ne sont pas d'ailleurs les seules modifications que présente le tissu glandulaire dégénéré. Les travées fibreuses qui résistent à la destruction due à la prolifération épithéliale, et qui circonscrivent les alvéoles, s'infiltrent dans certains cas (mais non toujours) de sels calcaires. Il résulte de ce fait qu'il n'y a pas lieu de s'étonner si, en étudiant par le palper la consistance de la tumeur thyroïdienne, on rencontre, au milieu des parties molles qui forment le fond de cette tumeur, des noyaux indurés disséminés de place en place, et que cette sensation ne doit point faire rejeter l'hypothèse d'un cancer encéphaloïde.

En même temps que cette dégénérescence graisseuse qui atteint les alvéoles, en même temps que ces incrustations calcaires qui parfois tapissent les travées fibreuses, il n'est pas rare de rencontrer, traversant des cavités kystiques, des vaisseaux sanguins de petit calibre en général. Or, comme les alvéoles sont très distendues, que leur contenu est en dégénérescence et que d'autre part, dans bien des cas, les travées conjonctives sont très minces, il n'y a rien d'étonnant que ces vaisseaux mal soutenus, peu solides et parfois même atteints eux-mêmes par le processus, se dilatent, donnant ainsi naissance à des ectasies vasculaires qui, à un moment donné, seront le siège d'hémorrhagies in-interstitielles. Cela n'a d'ailleurs rien de spécial au cancer encéphaloïde du corps thyroïde et on retrouve ces mêmes caractères dans l'encéphaloïde à quelque région qu'il apparaisse. Nous n'insisterons donc pas davantage sur ce point, ayant voulu simplement indiquer d'une façon générale l'aspect d'une de ces tumeurs. Il y a des cas, en effet, où cet aspect saute aux yeux, où les alvéoles sont tellement grandes qu'elles sont presque visibles à l'œil nu. Mais il en est d'autres où la coupe de la tumeur présente quelque chose de complexe, tellement qu'il est presque impossible à première vue (à moins de s'aider des lésions des autres organes) de décider si on a, oui ou non, affaire à un cancer du corps thyroïde ou à un goitre calcifié. Ainsi M. Krishaber rapporte, dans son mémoire sur le cancer du corps thyroïde, un cas qui a été observé par M. Giraudeau, interne des hôpitaux, dans le service de M. le Dr Proust à l'hôpital Lariboisière. « Il s'agissait, dit-il, d'un cancer qui avait envahi le lobe gauche du corps thyroïde hypertrophié, et qui présentait une foule de petites cavités de la capacité d'un pois, limitées par des parois *calcaires* et remplies de tissu de nouvelle formation, mou et rose. Ce néoplasme se continuait avec une tumeur intéressant le pharynx ; l'examen *microscopique* démontra la structure encéphaloïde de la tumeur. »

Voilà donc un cas où l'aspect de la tumeur pouvait parfaitement donner lieu à une erreur, et il est certain qu'au palper, la sensation de dureté que donnaient les parois calcifiées aurait pu faire penser tout d'abord à un goitre calcifié, à condition qu'on s'en tînt uniquement aux signes fournis par la tumeur elle-même. Quoi qu'il en soit, au point de vue pratique, le fait est intéressant à connaître et peut éviter des méprises.

Si l'on s'en rapportait à la thèse que soutint en 1860 M. Houel, lors du concours pour l'agrégation, il n'y aurait d'autre forme de cancer du corps thyroïde que le squirrhe et l'encéphaloïde. Tel n'est pas, nous l'avons vu, l'avis de Lücke qui en admet trois formes : cancer encéphaloïde squirrhe, cancer épithélial. Lücke n'est point seul de cette opinion et MM. Cornil et Ranvier, dans leur Manuel d'histologie pathologique, p. 997, avancent « qu'il s'agit, dans ces cas de tumeurs primitives de la glande thyroïde, d'épithéliomes et non de carcinomes ». M. le professeur Duplay, dans l'article « Cancer du corps thyroïde » de son traité de pathologie externe, constate cependant que la forme épithéliale est très rare et qu'il n'en connaît qu'un exemple, celui que Lucke rapporte dans son travail.

C'est qu'en effet il est parfois très difficile de distinguer l'épithéliome de l'encéphaloïde. Cela se produit par exemple quand dans une préparation histologique de cancer du corps thyroïde, les néoformations du tissu conjonctif qu'on est habitué à trouver dans ces cas, ne presentent pas l'aspect régulier et typique du stroma carcinomateux ; mais qu'au contraire il y a une prolifération épithéliale considérable qui domine tous les autres détails. Or, c'est précisément ce qui se présentait dans le cas observé par MM. Cornil et Ranvier, dans le service de M. le professeur Bouillaud suppléé alors par M. Hayem. Dans ce cas, que ces auteurs qualifient d'épithélioma, la lésion consistait en ceci que « les cellules épithéliales des follicules (du corps tyroïde) s'étaient transformées *in situ* en de grosses cellules claires munies de noyaux et de nucléoles volumineux. Par places, on observait des végétations cellulo-vasculaires, recouvertes d'une couche de ces cellules et faisant saillie dans l'intérieur du follicule. Le centre de la végétation présentait des cellules embryonnaires, ainsi que le tissu conjonctif périvésiculaire, et à côté de vésicules malades, on en trouvait de saines contenant encore de la matière colloïde. »

A côté de cette observation que l'on trouvera plus loin relatée tout entière, nous devons en signaler une autre qui semble en être la contre-partie. Elle est due à M. le Dr Boursier et nous l'avons trouvée dans la thèse d'agrégation de cet auteur, thèse soutenue à Paris en 1880. Dans cette observation dont les détails cliniques trouveront mieux leur place au chapitre que nous réservons pour les observations détaillées, M. Boursier rapporte les résultats de l'examen histologique qui fut pratiqué par M. Malassez dont la compétence en cette matière n'est ignorée de personne. Or, M. Malassez à montré qu'indépendamment des lésions vésiculaires signalées par MM. Cornil et Ranvier dans l'observation dont nous avons parlé plus haut, il y avait ici une prolifération cellulaire infiltrant les travées conjonctives qui avaient subi un développement inverse de celui des masses cellulaires.

Il y avait donc dans ce cas plus qu'une transformation *in situ* des cellules épithéliales des follicules, comme l'avaient précédemment indiqué MM. Cornil et Ranvier. Et on comprend que M. Malassez ait rangé cette tumeur parmi des cancers encéphaloïdes du corps thyroïde, tumeur ayant, à la vérité, une origine épithéliale. Aussi M. Boursier, en rapportant dans sa thèse cette observation, la met-il en parallèle avec celle de MM. Cornil et Ranvier, et se basant sur elle, il se demande si le cas publié par ces derniers auteurs rentre véritablement dans la classe des épithéliomes. « N'y aurait-il pas là, dit-il, au contraire un carcinome d'origine épithéliale, étudié au milieu de son évolution et n'étant pas encore parvenu à l'état carcinomateux ? » Et en effet, dans l'observation qu'il publie, on est obligé de reconnaître avec lui que la tumeur a offert réunies toutes les périodes d'une tumeur qui débute par une prolifération épithéliale pour aboutir à un carcinome encéphaloïde vrai.

En voyant ces deux observations également précises et pourtant si différentes l'une de l'autre hisotologiquement, on se demande comment il peut se faire que des histologistes également distingués aient pu arriver à des résultats aussi nettement en désaccord.

L'observation de MM. Cornil et Ranvier présente à n'en pas douter, les caractères de l'épitheliome, mais la fin de cette observation semble apporter un correctif à leur affirmation. Pour plus de clarté, nous ne croyons pouvoir mieux faire que de la mettre textuellement sous les yeux du lecteur :

« Quant à ce qui concerne la nature de la tumeur, disent ces auteurs, nous la regardons comme un épithéliome, dans lequel les cellules préexistantes hypertrophiées et formées en abondance sont cylindriques quand elles sont en place, mais irrégulièrement polyédriques ou rondes quand elles sont libres. Comme, en outre, la néoplasie du tissu conjonctif ne reproduit pas la forme de tubes tapissés de cellules cylindriques, mais consiste simplement dans nne infiltration de grosses cellules entre les fibres du tissu conjonctif, on ne peut en faire un épithéliome à cellules cylindriques. Il est d'un autre côté difficile de classer cette tumeur dans le carcinome parce que les néoformations du tissu conjonctif ne présentent pas l'aspect régulier de la trame du carcinome. C'est une forme d'épithéliome *intermédiaire* aux types qui nous ont servi à établir la classification des tumeurs. Il faut faut bien savoir, en effet, que certains faits isolés de tumeurs ne rentrent pas absolument dans la description d'un type défini et qu'ils établissent le passage d'une variété à une autre. »

En sorte que, on le voit, l'observation de MM. Cornil et Ranvier n'est pas, d'après le dire des auteurs eux-mêmes, un type d'épithéliome. C'est une tumeur de nature intermédiaire ; et, bien que dans leur description histologique ces auteurs spécifient très nettement les lésions franchement épiphéliales atteignant surtout les alvéoles, tandis que les cloisons conjonctives sont à peine intéressées, à peine épaissies ; on est enclin à se demander si plus tard, au cours de l'évolution morbide, la dégénérescence n'atteindra pas tous les tissus et ne prendra pas les caractères d'une tumeur carcinomateuse, quoique, au début, l'affection ait été franchement caractérisée par une prolifération épithéliale pure et simple.

Quoi qu'il en soit, en admettant même que l'opinion de M. Boursier soit vraie, en acceptant que plus tard les lésions histologiques décrites qar MM. Cornil et Ranvier eussent pu revêtir les caractères d'un encéphaloïde, il n'en reste pas moins acquis que ces auteurs ont observé des lésions épithéliales analogues à celle qu'on rencontre dans l'épithéliome vrai. Et si on ajoute à l'observation de ces deux auteurs, l'observation si concluante que rapporte Lücke (Cancroïd der Schildruse, in Archiv. für klin. Chir., 1867, vol, IX, p. 88), les deux cas d'épithéliome rapportés par W. Müller, un autre rapporté par Eberth (Virchow's Archiv., 1872), on arrive à conclure que l'épithélioma du corps thyroïde n'est point une lésion aussi rare que le pensent certains auteurs, entre autres le professeur Duplay qui, dans son « Traité de pathologie externe, » dit que la forme épithéliale « est très rare, et qu'il n'en connaît qu'un cas, celui que Lücke rapporte dans son travail ». Dans ce cas de Lücke, le cancroïde présentait les dégénérations colloïdes et calcaires par places ; les amas de cellules qui constituaient la tumeur avaient tantôt le caractère franchement épithélial, tantôt le caractère épidermoïde. Dans l'observation que donne C.-J. Eberth, il y avait des métastases cancéreuses dans les ganglions, les poumons reproduisant les éléments du cancer primitif. Müller, dans ses deux cas d'épithélioma de la thyroïde, signale des noyaux métastatiques dans le bassin et les os du crâne. Ces observations sont d'ailleurs nettement concluantes et nous ne pouvons tirer des faits que nous venons de signaler d'autre conclusion que celle-ci, c'est que l'épithélioma est une forme qu'il faut considérer comme assez fréquente dans le cancer du corps tyrhoïde.

Quant au squirrhe, c'est une forme anatomique dont la fréquence est moins grande encore. Nous n'insisterons pas sur les caractères histologiques que peut présenter une semblable lésion. Il se produit dans les cas de squirrhe du corps thyroïde ce que l'on voit dans tous les squirrhes en général. Les travées celluleuses de cette variété de cancer sont épaisses et résistantes. Il arrive assez souvent que les cellules des alvéoles offrent une altération granulo-graisseuse et disparaissent, en partie au moins. Aussi la tumeur ne tend-elle pas à prendre de grands développements. Elle se présente sous forme d'une tumeur peu volumineuse, bosselée inégale, dure, lobulée, comme tubéreuse. Si on tente de la couper, on éprouve une résistance ; elle est composée d'un tissu de nature fibreuse et crie sous le scalpel. La coupe est ordinairement bleuâtre et comme transparente. Sur le pourtour on voit de petits foyers rosés, qui sont les traces de la lésion à son début. Le squirrhe, ici comme ailleurs, offre cette particularité à signaler que la vascularisation y est ordinairement peu marquée, surtout vers les parties centrales. Nous n'avons pas l'intention de nous étendre sur ces renseignements histologiques qui n'ont rien de spécial au carcinome du corps thyroïde.

Aussi ne ferons-nous que signaler la division en plusieurs zones qu'on peut y rencontrer, division indiquée par Rindfleisch et qui tient aux modifications que subissent les éléments du cancer fibreux, depuis sa partie périphérique en voie de développement jusqu'à son centre en voie de régression ou de cicatrisation. Tous ces détails, nous lerépétons, n'ont rien de particulier au cas qui nous occupe. Quant au cancer mélanique, il ne s'y est jamais rencontré, ou du moins nous n'en avons trouvé aucune trace ni dans les auteurs, ni dans les bulletins de la Société anatomique.

Mais à côté du cancer, tumeur maligne par excellence du corps thyroïde, nous devons, bien que cela ne rentre pas absolument dans notre cadre, signaler tout au moins une affection encore bien peu connue, quoiqu'un certain nombre d'observations en aient été publiées dans ces dernières années. Nous voulons parler de cette maladie du corps thyroïde que l'on désigne sous le nom de *goitre métastatique*. L'épithète qui lui est accolée indique suffisamment la nature de cette affection et fait voir jusqu'à quel point on peut établir une ressemblance entre elle et le cancer. Lücke (Archiv. für klin. Chir., t. IX, p. 88, 1867), Cohnheim (goitre gélatineux avec métastase (Archiv. für path. Anat.und phys. t. LXIII, p. 567), Gernel (Archiv. für path. Anat. und Physiol. t. XLVI, p. 524), Rünge (Arch. für path. Anat. t. LXVI, p. 360), Eberth (idem, t. LV, p. 254), en ont cité plusieurs exemples. Qu'est-ce donc que le goitre métastatique? C'est un goitre qui a absolument l'aspect d'un goitre colloïde ou d'un goitre parenchymateux, mais qui en diffère par ce point capital, c'est qu'il envoie, soit dans les os, soit dans les viscères, des foyers de métastase, lesquels foyers reproduisent exactement, aux points plus ou moins éloignés où on les trouve, les caractères histologiques du goitre qui leur a donné naissance. — Jusqu'à present, on n'est pas arrivé à démontrer qu'il s'agissait dans ces cas singuliers d'un cancer proprement dit du corps thyroïde; mais, bien que la preuve anatomique nous fasse défaut, nous avons tenu à signaler ici cette forme particulière du goitre. Car sa marche rapidement fatale lui donne un caractère de malignité qui nous a frappé et qui fait involontairement penser à la marche du cancer du corps thyroïde qui, comme on le verra quand nous traiterons de la symptomalogie, est avant tout excessivement rapide.

Nous en avons fini avec les caractères qui dénoncent histologiquement le cancer du corps thyroïde. Il nous faut maintenant étudier la façon dont se comporte le cancer à l'égard de la glande qu'il envahit. Il semble qu'à ce sujet il y ait quelque loi qui préside à la marche de l'affection. Houel, dans sa thèse d'agrégation, constatait que le cancer occupe rarement la totalité de la glande. « Le plus souvent, dit-il, il est borné à un lobe, au moins à son début. » Mais presque toujours aussi ce lobe latéral est transformé en une masse unique plus ou moins volumineuse selon les cas ; quand par exemple on à affaire à un encéphaloïde, la tumeur devient rapidement plus volumineuse ; que si, au contraire, c'est la variété squirrheuse qui s'implante, c'est à peine si l'on constate de l'hypertrophie.

On n'a jamais cité, croyons-nous, de cas de cancer du corps thyroïde ayant débuté uniquement par l'isthme et s'y étant localisé, au moins pendant un certain temps.

Un des lobes est-il pris plus fréquemment que l'autre ? A cet égard les renseignements manquent encore. Avec les observations, peu nombreuses en somme, que l'on possède sur ce sujet, il est impossible de répondre à cette question.

C'est tantôt l'un, tantôt l'autre qui est pris.

Mais il importe de faire remarquer que si, souvent, c'est par un des lobes que l'affection débute, il n'est pas rare non plus de voir le cancer envahir plusieurs points de la glande à la fois, sans règle, sans ordre aucun. Et c'est dans ces cas-là que la glande est le siège d'un grand nombre de noyaux cancéreux, très petits en général, disséminés par tout le tissu de la glande indistinctement et séparés par des zones de tissu sain. Ces zones sont inégales entre elles. Il y a des noyaux très rapprochés les uns des autres, d'autres au contraire sont à une grande distance de leurs congénères et semblent isolés, comme égarés en un point du tissu qui tout autour offre l'aspect normal. Mais cet aspect, il faut bien le dire, ne se voit que momentanément, car il arrive très fréquemment que les tissus sains qui environnent un noyau cancéreux se prennent petit à petit ; il se forme des îlots consécutifs qui vont en s'étendant progressivement à la rencontre des zones ambiantes des noyaux les plus proches, de telle sorte qu'au bout d'un certain temps, la glande tout entière peut être envahie par le processus carinomateux ; ou bien, s'il s'est trouvé que les zones envahies les unes après les autres étaient placées dans le même lobe, le lobe est pris tout entier et nous retombons alors dans le cas que nous avons précédemment indiqué.

Au dire de Houel, le cancer infiltré se rencontre surtout dans les néoplasmes primitifs, tandis que les noyaux multiples se verraient surtout dans le cancer secondaire. « Les cancers primitifs, dit textuellement cet auteur, ne forment le plus souvent qu'une seule masse qui va en augmentant de volume, tandis que, dans le cancer secondaire, on distingue quelquefois, un certain nombre de noyaux séparés, qui, en envahissant successivement les tissus qui les délimitent, finissent par se confondre en une masse unique. »

Une fois le cancer implanté sur la glande thyroïde, que va-t-il se passer ? Va-t-il borner son action sur la glande seule ? ou bien au contraire, va-t-il se propager plus loin, envahir les organes voisins ? Et nous ne voulons pas parler ici des noyaux de généralisation que l'on peut dans certains cas rencontrer dans des organes plus ou moins éloignés, comme le poumon, le foie, etc. Nous aurons à y revenir un peu plus tard. Nous voulons simplement considérer l'envahissement par propagation des organes du voisinage.

Or, il peut arriver que le cancer se localise uniquement à la glande et ne tende pas à gagner les régions voisines. Mais c'est là un fait rare que l'on ne voit guère que dans les cas de squirrhe ; encore pourrait-il se faire que la marche du processus envahisseur fût différente, si le cancer dans la glande thyroïde n'arrivait pas si rapidement à une terminaison fatale. Mais dans la grande majorité des cas, et quelle que soit la variété du cancer qui s'implante sur la glande, on trouve généralement des lésions du côté des organes voisins. Presque toujours ils sont refoulés, comprimés ou englobés dans la masse de la tumeur. Le refoulement a pour effet très souvent d'amener une déviation de la trachée-artère et il peut se produire dans ce cas cette déviation spéciale avec aplatissement qu'un auteur allemand a désignée par les mots : trachée en fourreau de sabre. Cette déviation peut d'ailleurs se rencontrer dans des cas de tumeur du corps thyroïde autre que le cancer. Ces phénomènes de compression sont fréquents, en effet, dans les tumeurs de la thyroïde et se montrent en général sous l'influence d'un accroissement rapide du volume de l'organe. Or, une des ceractéristiques de la tumeur cancéreuse est précisément la rapidité avec laquelle le volume de la glande augmente. C'est aussi cette tendance à l'envahissement rapide qui fait que, dans le cancer du corps thyroïde, l'existence est bientôt menacée par des phénomènes de compression des voies aériennes et digestives.

C'est à cause de ces symptômes de compression que bon nombre d'auteurs ont rangé le cancer du corps thyroïde parmi la variété de goitre qu'on appelle goitres suffocants. Il entraîne en effet tôt ou tard des accès de suffocation. Et de toutes les tumeurs diverses que l'on comprend sous ce titre de goitres suffocants, c'est lui qui détermine de la manière la plus rapide et la plus certaine l'asphyxie. Ce fait sera d'ailleurs mis en relief quand nous étudierons les symptômes de cette affection.

La compression que peut exercer le cancer sur l'œsophage varie suivant le degré d'amplitude que prend la tumeur. Dans presque tous les cas, la compression ne porte que d'un côté, et c'est naturellement du côté où le lobe malade de la glande se trouve hypertrophié. Cette compression amène des phénomènes de gêne dans la déglutition.

Comme, d'autre part, la carotide primitive se trouve recouverte, en grande partie au moins, par le corps thyroïde sur lequel elle se creuse une gouttière plus ou moins profonde, et que la veine jugulaire interne elle-même peut être logée dans une gouttière analogue, il suit de ses rapports que les phénomènes de compression peuvent se faire sentir sur ces vaisseaux; et il n'est point très rare de les voir oblitérés par la tumeur, et cependant ce n'est point là l'altération la plus grave qu'ils peuvent subir. La veine jugulaire peut être perforée et c'est ce qui s'est produit précisément dans l'observation publiée par M. Mathieu (obs. IV). Il y est dit ceci : « Dans sa partie interne et antérieure, elle (la veine jugulaire) a été entamée par la tumeur. Les tuniques sont, par endroits, détruites et traversées par des bourgeons blanchâtres. » Ces bourgeons charnus font saillie dans l'intérieur de la veine et peuvent amener des accidents variés. Et c'est encore un des points remarquables de l'observation si intéressante de M. Mathieu, qu'on peut se demander si la propagation des noyaux cancéreux dans d'autres organes que le corps thyroïde ne serait pas le résultat d'embolies successives et d'implantations par étapes. « La veine jugulaire gauche, adhérente à la tumeur, avait été envahie par elle. Des champignons cancéreux friables parsemaient sa surface interne. Elle était remplie d'un amas de détritus fibrineux en voie de désagrégation granuleuse. D'autre part, le ventricule droit du cœur était beaucoup plus atteint que le ventricule gauche. Sa surface interne était couverte de bourgeons cancéreux, et ces bourgeons se continuaient à travers le muscle avec des plaques étendues de la pointe vers la base du cœur. La prédominance de la lésion dans le ventricule droit ne porte-t-elle pas à penser que des particules emboliques, des greffes cancéreuses étaient venues se fixer sur l'endocarde ? Il est à remarquer que dans l'endocarde du cœur gauche on ne trouvait qu'un seul bourgeon cancéreux, venu, semble-t-il, de dehors en dedans, en continuité avec la plaque extérieure et situé dans l'oreillette, au-dessus de la mitrale. » (Mathieu, loco citato.)

Des réflexions analogues peuvent être faites à l'égard de l'envahissement du poumon. La perforation des veines du cou qui sont dans le voisinage de la tumeur, et qui finissent par lui adhérer, semble donc être une condition extrêmement défavorable au pronostic.

Les carotides résistent en général plus longtemps, mais elles sont aplaties, leur calibre diminue parfois d'une façon notable, ainsi que cela fut constaté dans un cas rapporté par M. Gilbert Ballet (obs. VII), qui attribua à cette diminution de calibre la sensation de froid ressentie par la malade de ce côté.

D'autre part, la perforation peut également se faire, et Lebert, dans son anatomie pathologique, cite un cas de perforation de la carotide suivie d'une hémorrhagie considérable et qui fut rapidement mortelle.

On conçoit facilement par ce rapide exposé quelle importance énorme il faut attacher à ce genre de lésions.

Avant de quitter ce chapitre des phénomènes morbides qui se passent du côté des vaisseaux, il faut aussi nous arrêter un peu sur les lésions que peuvent présenter les ganglions lymphatiques de la région du cou. Que se passe-t-il de ce côté? Les ganglions lymphatiques sont presque toujours envahis et présentent la dégénérescence cancéreuse analogue à celle du corps de la tumeur. Très fréquemment ils sont pris des deux côtés du cou à la fois, alors même qu'un seul lobe est altéré. Mais, presque toujours aussi, il y en a une plus grande quantité en dégénérescence du côté malade que du côté sain. Au bout d'un certain temps, ils arrivent à faire corps avec la tumeur. Parfois aussi on peut les sentir superficiellement, indurés, et cette induration facilite le diagnostic. Enfin nous rappellerons ici que, dans le cas cité par M. Mathieu, on avait pendant la vie constaté que la tumeur ne subissait pas de mouvements d'élévation au moment de la déglutition et qu'on trouva à l'autopsie l'explication de ce fait par l'adhérence de la tumeur à la colonne cervicale par l'intermédiaire des ganglions dégénérés.

Pour le larynx, la trachée, l'œsophage, nous avons précédemment indiqué les phénomènes de compression de déviation que peuvent subir ces organes de la part d'un corps thyroïde devenu cancéreux. Mais il en est pour ces organes comme pour les vaisseaux dont nous venons de parler. Le processus destructeur peut les atteindre et donner lieu à une nouvelle série de complications.

Nous rappellerons, pour commencer les altérations fréquentes des cartilages du larynx qui peuvent être comprimés, nécrosés. Cependant le fait n'est point très fréquent et Lebert, sur sept cas de cancer du corps thyroïde, ne cite qu'une seule autopsie où il trouva une carie du cartilage cricoïde.

M. Houel indique une lésion particulière, plutôt mécanique d'ailleurs : c'est la dilatation des bronches et de la trachée, par suite de la pression qu'exercent ces tumeurs thyroïdiennes sur les parties supérieures de l'arbre aérien. Cette altération, on le voit, n'est point en réalité sous la dépendance du cancer proprement dit, mais plutôt de la gêne mécanique apportée par une tumeur volumineuse sur les parties supérieures de l'arbre aérien.

Il n'en est plus de même pour certaines lésions spéciales qui peuvent trop souvent se rencontrer sur les gros canaux avoisinant le corps thyroïde. Le larynx, la trachée, l'œsophage, peuvent subir l'influence dégénérative du cancer du corps thyroïde. Parfois, il est vrai, ce sont eux qui ont été les premiers atteints du mal et qui le communiquent à la glande ; mais souvent aussi c'est l'inverse qui se produit et c'est parce que la prolifération cancéreuse, qui a débuté dans le corps thyroïde, a gagné par propagation les parois de ces divers organes, qu'on verra à un moment donné éclater les signes de la perforation de l'un ou l'autre d'entre eux, et quelquefois même de plusieurs à la fois. On a cité des cas, et on en trouve principalement dans l'anatomie pathologique de Lebert, de perforation de la trachée, de l'œsophage seuls ; dans d'autres, ces deux canaux étaient simultanément ouverts et livraient passage à des bourgeons carcinomateux.

Le larynx, lui aussi ,peut présenter les mêmes lésions et il n'est pas si rare de voir alors des bourgeons volumineux pénétrer dans la cavité de l'organe. M. Thelliez, dans un travail très bien fait sur « la compression des organes du cou par les tumeurs du corps thyroïde, » cite un cas où des fragments d'encéphaloïde furent rendus par expectoration. Il est vrai que M. Berger, dans son mémoire des Archives de médecine 1874, fait remarquer que dans ce cas il est possible que les débris de la tumeur vinssent d'un envahissement de l'œsophage par le cancer. Quoi qu'il en soit, le fait en lui-même est parfaitement possible et se comprendrait très facilement. Ces complications de perforation d'organes voisins sont loin d'ailleurs d'être rares.

Il nous reste encore, au point de vue des phenomènes de voisinage, un cas très important à examiner. Nous voulons parler de la compression que peuvent subir les faisceaux nerveux du cou. On comprend facilement qu'il doit en résulter des phénomènes importants soit au point de vue de la douleur, soit au point de vue des fonctions de la respiration et de la phonation. Le voisinage des nerfs récurrents, des pneumogastriques et de certaines paires cervicales rend compte des troubles qui se produisent. Les nerfs pneumogastriques peuvent être dissociés, détruits ; dans certain cas, comme dans celui cité par

M. Mathieu, ils étaient simplement plus volumineux et présentaient un épaississement évident de leurs gaines fibreuses.

Dans l'observation due à M. Ballet, il est également constaté que le pneumogastrique gauche est compris dans la tumeur. Il ne lui est pas adhérent, mais paraît un peu comprimé.

Dans une autre observation due aussi à M. Mathieu, il est dit que le nerf pneumogastrique droit pénètre également dens la tumeur. Il s'épaissit, devient rigide et friable. Nous n'en citerons pas davantage à l'égard du pneumogastrique. Presque toutes les observations publiées renferment la constatation d'une altération plus ou moins importante de ces nerfs, et cela nous entraînerait à des redites. Ce que nous en avons dit suffit pour faire comprendre les troubles de respiration qui doivent survenir dans les cas de compression ou de destruction des troncs des pneumogastriques; mais, en dehors de cette lésion intéressant surtout les gros troncs nerveux du pneumogastrique, il n'est pas moins fréquent de constater la compression et la dégénération des nerfs récurrents. Dans une observation due à M. Gaubric (Société anatomique, 1841), chez une malade qui avait présenté pendant la vie des accès de suffocation intermitteuts, à l'autopsie, on trouva que le récurrent gauche traversait la tumeur et, s'éparpillant en plusieurs branches dans l'intérieur de la masse morbide, confondait quelques-unes d'entre elles avec la dégénérescence. Dans une autre observation du même auteur, le nerf récurrent droit passe dans l'épaisseur de la tumeur, il est ramolli et presque dégénéré dans une partie de son étendue. Dans une des observations précédemment citées de M. Mathieu, il fut impossible de retrouver le récurrent du côté droit. Les exemples abondent en ce sens ; nous n'y insisterons donc pas davantage.

Nous en avons fini avec les phénomènes de voisinage qui résultent de la dégénération cancéreuse de la glande thyroïde. Il nous reste cependant encore à indiquer un fait d'une importance capitale : c'est que, quand il n'existait pas de cancer primitif d'un autre organe, on a trouvé des noyaux de généralisation dus à des métastases parties du corps thyroïde. Il est sans exemple qu'un cancer du corps thyroïde ne se soit pas accompagné d'une généralisation très hâtive.

Les poumons et les médiastins sont les organes où les foyers métastatiques s'observent le plus fréquemment, et on trouvera à la fin de notre thèse un certain nombre de cas nouveaux dans lesquels cette généralisation est évidente. — Le pharynx, l'œsophage, la trachée sont envahis souvent par continuité. Nous citons un cas où le larynx a été atteint, et où le laryngoscope a fait reconnaître l'existence de végétations cancéreuses dans la cavité laryngée. Les ganglions cervicaux sont aussi fréquemment envahis et dans un cas nous avons pu voir la tumeur thyroïdienne accolée presque intimement aux vertèbres cervicales par une masse volumineuse de ganglions lymphatiques devenus cancéreux.

W. Müller a trouvé deux cas d'épithéliomas de la glande thyroïde, dans lesquels des noyaux secondaires s'étaient développés dans le bassin et les os du crâne.

Dans l'observation que nous devons à M. Callais, il y avait des noyaux indurés dans l'intestin et dans la plèvre droite.

Enfin, les vaisseaux thrombosés renferment souvent, en

outre des éléments du sang, des cellules analogues à celles qui formaient la plus grande partie de la tumeur.

Le cœur lui-même peut être le siège de ces foyers métastatiques : dans le cas d'encéphaloïde du corps thyroïde observé par M. Mathieu, la marche de la généralisation a été extrêmement remarquable. Les veines thyroïdiennes étaient envahies par des bourgeons cancéreux qui faisaient saillie dans leur intérieur et avaient envoyé des embolies dans le ventricule droit. Arrivées là, ces embolies s'étaient implantées sur l'endocarde, s'y étaient développées et avaient donné lieu à un énorme foyer cancéreux qui occupait toute la pointe du cœur et faisait saillie par places dans le ventricule droit, tandis qu'au niveau du ventricule gauche, il était séparé de l'endocarde par une couche assez épaisse de myocarde sain. Du ventricule droit étaient parties des embolies secondaires qui s'étaient engagées dans l'artère pulmonaire et avaient elles-mêmes donné naissance à des noyaux cancéreux pulmonaires. En même temps que cette propagation au cœur, M. Mathieu constatait en outre ce point intéressant : « Dans le poumon, les noyaux cancéreux se trouvaient réunis vers la base ; on n'en trouvait plus dans la moitié supérieure des poumons. Au niveau du hile, d'un côté comme de l'autre,il n'y avait point de ganglions dégénérés. N'est-ce pas là une raison de penser que ces noyaux du poumon étaient également d'origine embolique et qu'ils venaient, soit directement de la veine jugulaire, soit de la colonie implantée dans le ventricule droit? » Cette hypothèse nous semble absolument logique.

La présence de noyaux cancéreux métastatiques dans le poumon n'est pas, d'ailleurs, la seule lésion qu'on y puisse rencontrer dans de semblables cas. Dans les deux cas publiés par M. Mathieu, on constata des lésions inflammatoires. Dans l'un il y avait dans le poumon le moins atteint par la dégénération cancéreuse, une pneumonie fibrineuse à la période d'hépatisation grise parfaitement nette. Dans l'autre cas, au contraire, il y avait un certain degré de splénisation et *un abcès* du volume d'une noix. Si bien que M. Mathieu se demande s'il ne faudrait point voir là les traces d'une pneumonie lobulaire, de la broncho-pneumonie, si souvent observée dans les cas de lésion pathologique ou expérimentale du pneumogastrique et des récurrents. Dans ce dernier cas, en effet, le récurrent avait disparu par dégénération, du côté droit. Quoi qu'il en soit, l'hypothèse méritait d'être soulevée, et c'est pourquoi nous avons reproduit ici cette opinion.

Avant de terminer ce chapitre d'anatomie pathologique, il nous faut encore, pour être aussi complet que possible, examiner à part les caractères histologiques que présentent les noyaux métastatiques que l'on rencontre dans les autres organes. A cet égard, il y a une règle qui jusqu'à présent n'a pas souffert d'exception : « Les noyaux métastatiques reproduisent exactement la forme anatomique du cancer primitif. » Dans l'observation de C. J. Eberth, on trouve dans les ganglions, dans les poumons, des foyers métastatiques qui, non seulement reproduisaient les éléments du cancer primitif, mais on y retrouvait aussi le même groupement caractéristique. Une autre fois, il retrouva les mêmes caractères dans les noyaux secondaires développés dans les poumons d'un chien, mort de cancer du corps thyroïde : il trouva même des petites masses de matière colloïde développées dans ces amas cellulaires ; la trame, dépourvue de fibres élastiques, différait essentiellement de celle du poumon ; enfin les vaisseaux thrombosés renfermaient, que ce fussent les artères pulmonaires ou les veines thyroïdiennes, outre les éléments du sang, des cellules analogues à celles qui formaient la plus grande partie de la tumeur et des follicules rudimentaires. (Berger, loco citato.)

Dans une observation de Mathieu, le fait est tout aussi nettement constaté : « les divers noyaux des divers organes présentent la même structure que les noyaux du corps tyhroïde. Il en est ainsi dans les ganglions cervicaux, le poumon, le rein, la rate, le cœur. »

SYMPTOMATOLOGIE.

L'augmentation de volume étant le premier résultat de l'envahissement de la glande thyroïde par le cancer, il est naturel que la tuméfaction totale ou partielle du corps thyroïde soit le signe physique commun à toutes les variétés de cancer de cet organe. Cette tuméfaction est loin d'être toujours la même pour tous les cas indistinctement de cancer de la glande thyroïde. Quand la tumeur est partielle, elle se présente tout d'abord sur les parties latérales du cou, soit à gauche soit à droite; elle peut être arrondie ou bosselée, plus souvent bosselée. Ces bosselures, au bout d'un temps variable avec la variété anatomique du cancer, sont tellement prononcées qu'on les apprécie très nettement à la vue, tant les mamelons de la tumeur font saillie sous les téguments de la partie antérieure du cou. Il nous a été donné d'observer un cas qui nous fut montré par M. Krishaber, où ces bosselures étaient très manifestes. On pourra s'en rendre compte, d'ailleurs, en jetant un coup dœil sur la planche annexée à la fin de notre travail. Le palper est bien plus net encore et permet de sentir au-dessous de la peau un certain nombre de noyaux plus ou moins indurés. Dans un des cas dus à M. Mathieu, le palper avait fait reconnaître la présence de ganglions indurés, agminés qui masquaient la tumeur et débordaient au-devant du sterno-mastoïdien. Quelques ganglons isolés, très durs, de la grosseur et de la consistance de petites noisettes, étaient situés immédiatement sous la peau qui glissait mal sur eux. La présence de ces ganglions peut, comme bien on pense, dans certains cas difficiles, aider singulièrement au diagnostic de l'affection. Aussi est-ce avec étonnement que nous avons trouvé dans la thèse de M. Thelliez (Paris, 1862) la proposition inverse. Lebert, lui aussi, avait constaté, comme un fait remarquable, que les cancers du corps thyroïde ne donnent presque jamais lieu à l'engorgement des ganglions du cou. On s'expliquerait mal cette particularité du cancer de la glande thyroïde, quand partout ailleurs ce genre d'affections est presque caractérisé précisément par l'envahissement des ganglions lymphatiques auxquels aboutissent les vaisseaux lymphatiques de l'organe lésé. Et de fait, si l'on veut bien se reporter aux observations que nous avons réunies à la fin de notre thèse, on y verra que, dans tous les cas où l'examen anatomique a été fait complètement, on a trouvé des ganglions dégénérés. (Observation de Boursier, Ballet, Mathieu, etc.) Dans un cas même où la tumeur thyroïdienne ne pouvait être déplacée, et où on constatait le défaut d'élévation de la tumeur au moment de la déglutition, on trouva une masse de ganglions dégénérés qui la faisaient adhérer à la colonne cervicale ; si bien qu'un des signes principaux des tumeurs de la glande thyroïde, l'élévation et l'abaissement de la tumeur concordant avec les mouvements de déglutition, faisait défaut dans ce cas particulier.

Ces ganglions indurés se rencontrent tout aussi bien quand la glande tout entière est envahie ; mais au lieu d'être alors placés plus spécialement du côté du cou correspondant au lobe malade, on les rencontre un peu partout dans la région cervicale, mais principalement en avant. Quand la glande tout entière est envahie, les caractères de la tumeur changent. Ce n'est plus une tuméfaction arrondie; mais une tumeur plus ou moins volumineuse qui tend à s'étaler en bas et sur les côtés. Si on palpe une semblable tumeur, au lieu d'y sentir les noyaux indurés que nous signalions tout à l'heure, les doigts reconnaissent une masse de consistance variable avec la variété du cancer auquel on a affaire, masse aplatie, qui fait beaucoup moins saillie sous la peau de la face antérieure du cou que les simples hypertrophies du corps thyroïde. On délimite mal cette masse qui s'étale et qui va se confondre sur les parties latérales, avec les ganglions cervicaux dégénérés.

Si l'on cherche, pour se rendre un compte exact des rapports de la tumeur, à reconnaître la situation relative des muscles sterno-cléido mastoïdiens, on les trouve rejetés en dehors et plus ou moins fortement distendus. Parfois, si l'on veut rechercher la situation du larynx, on ne peut y arriver que très difficilement.

Très fréquemment aussi, les veines superficielles du cou sont dilatées, turgescentes, comme variqueuses. Cette turgescence va quelquefois, comme dans une des observations que nous publions, jusqu'à gagner les veines de la partie supérieure de la poitrine. Dans le cas du cancer unilatéral, cette turgescence est surtout marquée du côté correspondant au cancer.

La peau qui revêt la tumeur présente parfois des caractères spéciaux. Dans certains cas, elle peut être absolument indemne, sa coloration peut être normale et les doigts peuvent la mouvoir facilement sur la tumeur profonde, dans tous les sens. Il peut en être ainsi pendant très longtemps ; mais en général, ce n'est qu'au début de l'affection qu'elle se comporte ainsi et il est beaucoup plus fréquent de voir, quand le cancer a déjà évolué pendant un certain temps, les caractères de la peau se modifier sensiblement. Sa coloration peut être tantôt rosée, tantôt même rouge, mais d'un rouge sombre, presque cuivré. Dans un des cas que nous avons observés et dont on trouvera plus loin la relation due à M. Krishaber, la peau avait une teinte sombre, comme grisâtre, d'un aspect tout à fait spécial et à la superficie on voyait un grand nombre de petites élevures, offrant un aspect assez analogue à celui de papilles, qui donnaient à la peau quelque chose de rugueux. Parmi ces élevures il y en avait de très petites, à peine grosses comme une lentille, et c'était le plus grand nombre. Les autres, grosses comme un pois, étaient en très petite quantité.

Au lieu de glisser facilement sur la tumeur, on reconnaît qu'en un ou plusieurs points d'étendue variable, la peau a contracté des adhérences avec la face superficielle de la tumeur ; quelquefois même la peau elle-même est envahie par le cancer, mais cette complication ne se rencontre que très rarement et seulement dans les cas où le cancer existe depuis longtemps. Or, comme il est tout à fait exceptionnel, ainsi que nous le verrons plus tard, que le cancer du corps thyroïde dure plus de sept à huit mois, on comprend l'extrême rareté de l'envahissement de la peau. Cependant il est fréquent de la voir adhérer profondément à la partie superficielle de la tumeur, mais il est tout à fait exceptionnel de voir se produire là ce qui se produit si fréquemment à l'égard des organes profonds du cou, c'est-à-dire que rarement on a vu la peau se perforer et le néoplasme envoyer à travers cette perforation ses bourgeons au dehors.

Quant aux renseignements que peut donner la palpation sur le volume et la consistance de la tumeur, on reconnaît que le volume est très variable suivant les cas. Au début, l'affection ne se caractérise que par une tuméfaction légère, ordinairement très bien limitée. Progressivement le volume augmente et peut acquérir les dimensions du poing et même celui de deux poings réunis. En général le cancer du corps thyroïde n'acquiert pas un volume très considérable. Cela tient vraisemblablement à la rapidité avec laquelle il marche à une terminaison fatale. C'est le squirrhe qui est le moins volumineux. Quand c'est un cancer encéphaloïde, la tumeur est bien plus grosse ; elle embrasse alors, pour ainsi dire, toute la moitié inférieure du cou à laquelle elle forme une sorte de plastron. Dans ce cas il se produit encore ce que nous avons déjà indiqué à propos de la dégénérescence ganglionnaire, c'est-à-dire que la mobilité provoquée par les mouvements de déglutition est beaucoup moins nette que lorsqu'une portion seule de la glande est envahie.

Pour ce qui est de la consistance de la tumeur, on ne peut pas donner de règle générale ; la raison en est, que cette consistance varie avec la variété de cancer qui affecte la glande et aussi avec les modifications qui peuvent se produire dans la structure du néoplasme lui-même au cours de son évolution (incrustation calcaire, cavités kystiques, épanchements sanguins).

S'il s'agit d'un squirrhe, la main promenée sur la tumeur éprouvera la sensation d'une dureté comme ligneuse, avec des saillies, des nodosités également résistantes, au point que Houel, dans sa thèse, signale la confusion qu'on pourrait établir entre un squirrhe de la thyroïde et un goitre crétacé qui donne au doigt une sensation de résistance analogue.

L'épithéliome a une dureté beaucoup moins considérable, mais n'arrive jamais au degré de mollesse que l'on rencontre dans les cas d'encéphaloïde. Cette mollesse est telle qu'elle donne au doigt, dans quelques circonstances, la sensation de fluctuation, au point que certains chirurgiens, ayant commis l'erreur, ont fait dans la tumeur des ponctions qui n'ont donné issue à aucun liquide.

Dans certain cas, cette fluctuation est véritable et n'est autre chose que le signe soit d'un épanchement sanguin localisé en un point de la tumeur, soit de la formation d'une cavité kystique aux dépens des éléments morbides dégénérés et s'étant en quelque sorte liquéfiés. C'est dans des cas semblables qu'on a pu, à l'aide d'une ponction aspiratrice, retirer de la tumeur une certaine quantité de sang ou de matière puriforme.

Quand on applique la main sur la tumeur, il arrive parfois que l'on y sent des battements qui pourraient faire croire à la présence d'un anévrysme ou d'une tumeur érectile du corps thyroïde. La cause de ces battements réside dans la proximité de la carotide qui transmet ses battements à la main par l'intermédiaire de la tumeur. Dans ce cas il y a un véritable soulèvement qu'une main exercée peut facilement reconnaître.

Mais parfois aussi on a la sensation d'un mouvement d'expansion ; dans ce cas, il est très probable que l'on a affaire à une forme de cancer à vascularisation très grande. C'est ce qui avait lieu dans un cas de sarcome présenté par M. Vallerian à la Société anatomique (Bulletin S. A. 1874). MM. Delens et Le Dentu avaient, pendant la vie, précisément porté ce diagnostic. Dans ce conditions, on peut entendre à l'aide du sthétoscope un susurrus ou un souffle doux dont le siège est dans le néoplasme lui-même, qui dans ces cas est plus ou moins mélangé de kystes sanguins.

A côté des signes physiques que nous venons d'examiner, le malade atteint de cancer du corps thyroïde présente tout un ensemble de phénomènes fonctionnels dont l'étude n'est pas moins importante. Les détails que nous avons donnés au chapitre de l'anatomie pathologique, faisaient déjà prévoir des troubles du côté des organes placés dans le voisinage de la tumeur. Nous allons maintenant y revenir et indiquer les symptômes déterminés par le fait de la compression ou de la destruction de ces divers organes.

Le goitre cancéreux produit les effets du goitre de toute autre nature, mais il les produit bien plus facilement. On peut même dire que de toutes les tumeurs diverses que l'on désigne sous le nom de goitre suffocant, c'est lui qui détermine de la manière la plus rapide et la plus certaine la compression de la trachée.

Cependant, il est un phénomène qui ne se rencontre pas dans les autres variétés de goitre, qui est en quelque sorte spécial au cancer du corps thyroïde, caractéristique de cette affection, et qui par cela même a une grande importance au point de vue du diagnostic. Nous voulons parler des douleurs lancinantes qui apparaissent presque dès le début de l'affection. Cette apparition précoce, cette vivacité dans les douleurs font de ce symptôme fonctionnel un des meilleurs signes du cancer de la glande thyroïde. Elles siègent dans la tumeur elle-même et peuvent s'irradier dans les parties voisines. Elles sont souvent spontanées, ou se manifestent lorsque la malade veut faire des mouvements du cou ou de la tête. D'autres fois, c'est à l'occasion d'une pression, d'une palpation même délicate qu'elles éclatent.

Elles peuvent occuper toute la tumeur, mais cela se voit surtout quand le cancer existe déjà depuis un certain temps et que la prolifération cancéreuse a eu le temps d'envahir la totalité ou la plus grande partie de la glande. Plus souvent elles ont un siège de prédilection, et dans bon nombre d'observations on pourra constater que le malade se plaignait de souffrir de tel ou tel côté du cou, en rapport avec le lobe latéral qui est envahi. A. Sanson dans sa thèse pour le professorat (Strasbourg, 1841) avait déjà noté ces douleurs, et Nélaton dans le tome troisième de son Traité de pathologie externe y insiste particulièrement. « Beaucoup de malades, dit-il, éprouvent des douleurs extrêmement vives, des élancements qui se font sentir sur les parties latérales du cou, *dans la région mastoïdienne et jusque dans la tête.* » Plusieurs observations en effet relatent ces irradiations et nous les trouvons de nouveau signalées dans le livre de M. Duplay et dans le récent mémoire qu'à publié M. Krishaber à ce sujet. M. Thelliez, dans sa thèse, était déjà revenu sur ce symptôme et il a indiqué des irradiations tout autres et qui pour n'avoir pas la même valeur symptomatologique, n'en sont pas moins intéressantes à connaître. D'après cet auteur, dans certains cas, il y aurait de la douleur à la région précordiale, douleur analogue à celle de l'angine de poitrine, irradiant dans les membres supérieurs et la partie gauche du cou. Et il lui donne comme caractère d'être lancinante ; caractère qu'on rencontre très souvent dans les affections cancéreuses.

En général ces douleurs se montrent de très bonne heure

et persistent pendant toute la durée de la maladie. Et elles peuvent être pendant les premiers temps, avec la tuméfaction de la glande, l'indice unique de l'affection grave qui va produire bientôt après, des troubles bien autrement accentués. Bientôt, en effet, vont apparaître les troubles de compression des voies respiratoires et digestives.

Au bout d'un certain temps que l'affection se développe, quelques malades ont de la toux, de l'enrouement et quelquefois de l'aphonie. Cette aphonie peut être produite de diverses façons. Tantôt elle peut provenir de la pression de la tumeur sur le larynx : car, nous l'avons déjà indiqué, le larynx peut se trouver comprimé d'avant en arrière et sur la partie moyenne, par l'isthme épaissi et induré du corps thyroïde. Sa cavité, dans un cas présenté à la Société anatomique par M. Sestier, ne permettait pas à l'extrémité du petit doigt poussé avec force de s'introduire dans sa partie sous-glottique (1832, t. VII, p. 54). Il est facile de concevoir qu'avec un pareil rétrécissement le jeu des cordes vocales n'était plus libre et que leur vibration ne pouvait plus s'exécuter. D'autres fois elle sera due à l'introduction d'une partie de la tumeur dans la voie aérienne quand il existe une perforation, comme dans un cas que nous citons à la fin de notre thèse. (Obs. VII.)

La congestion habituelle des cordes vocales constatée par Türck, dans un certain nombre de cas, suffit à expliquer l'enrouement et la toux. Türck a même voulu baser sur cet état de congestion une explication sur les accès de suffocation intermittents qu'on rencontre dans certains cas. Nous y reviendrons tout à l'heure.

Dans différents cas aussi, on a constaté de l'œdème de la glotte ; parfois aussi le laryngoscope a décelé en outre de la congestion des cordes vocales, un état de paralysie d'une des deux cordes vocales dû vraisemblablement à la destruction des nerfs récurrents par la tumeur thyroïdienne. Ces lésions suffisent bien, ce nous semble, à expliquer comment il se fait que dans bon nombre de cas, les malades offrent un cornage très accentué.

Bien peu de malades échappent à un symptôme terrible, qui souvent amène la mort, je veux dire la dyspnée. Presque toujours dans le cancer du corps thyroïde, il y a des accidents de suffocation qui nécessitent parfois une intervention immédiate. Nous n'hésitons pas à le répéter : de toutes les tumeurs du corps thyroïde qu'on a englobées sous le nom de goitre suffocant, c'est lui qui détermine de la manière la plus rapide et la plus certaine la dyspnée, la suffocation.

Arrêtons-nous un instant pour étudier de quelle manière peut se produire cette dyspnée. Tantôt elle est continue, tantôt au contraire, elle n'apparaît que par accès. C'est ce qui se présentait en particulier chez la malade observée par M. Gaubric (observ. XIII). Des accès de suffocation survenaient quelquefois sans cause appréciable ; d'autres fois à la suite d'un redressement brusque du cou ; tantôt pendant les repas, tantôt, le plus souvent même, quand on palpait la région antérieure du cou. L'inspiration était sifflante, prolongée ; l'expiration longue, difficile et chaque fois accompagnée d'une toux sèche et sonore. Pendant ces accès qui duraient de une à cinq minutes, le visage, le cou offraient tous les signes qui accompagnent la gêne de la respiration.

M. Gosselin qui fut chargé de faire un rapport à ce sujet pensa avec M. Gaubrié que ces accès de suffocation intermittents étaient dus à l'excitation des nerfs récurrents par le néoplasme cancéreux. C'est en effet l'opinion la plus probable, et c'est là évidemment une des causes qui peuvent produire de la dyspnée.

Mais à coté de ces accès passagers, un certain nombre de malades offrent de la dyspnée d'une façon continue. On ne peut pas invoquer pour ceux-ci une excitation continuelle des nerfs. Mais on peut attribuer cette dyspnée à la compression soit du larynx, soit de la trachée, par la tumeur qui presse latéralement ces conduits. La déviation même du conduit aérien, l'incurvation en *fourreau de sabre*, citée par Demme, doit concourir également pour sa part à la gêne de la respiration. Enfin, à ces diverses causes d'obstruction à l'entrée de l'air, peut-être pourrait-on encore en ajouter une autre, signalée dans sa thèse par M. Jaupitre, qui attribue la rapidité des phénomènes de suffocation dans le cancer du corps thyroïde, à ce fait : qu'aux autres raisons de compression s'en ajoute une nouvelle : « Le développement énorme des ganglions situés dans l'atmosphère de la glande, aussi bien les ganglions du cou que ceux placés dans le médiastin antérieur. On sait en effet que dans cette région les ganglions lymphatiques sont en quelque sorte accumulés. On en trouve en arrière, de chaque côté et même en avant des conduits bronchiques, de telle sorte que leur augmentation de volume ne tarde pas à comprimer en tous sens le conduit respiratoire qui finit par devenir insuffisant pour les besoins de la repiration. »

Telle ne serait point, sans doute, l'opinion de Lebert, qui considère l'engorgement ganglionnaire comme rare. Mais nous avons vu que souvent, au contraire, les ganglions sont pris, et Nélaton va même jusqu'à dire que les ganglions de l'aisselle peuvent être atteints par la dégénérescence. L'opinion de M. Jaupître a donc parfaitement sa raison d'être.

Dans une observation de Bœckel, il y avait un œdème sus-glottique considérable et, dans le cas qui est rapporté par notre ami Callais à la fin de notre travail, la mort fut aussi attribuée à un œdème de la glotte dont on retrouva les traces à l'autopsie.

Voilà donc tout un ensemble de lésions qui suffiraient largement à déterminer tous les symptômes de ce qu'on est convenu d'appeler un goitre suffocant. Eh bien, tous ces désordres peuvent encore s'accroître des troubles qui résultent de la compression des gros vaisseaux du cou et même du thorax. Dans un cas, en effet, l'artère brachio-céphalique était englobée dans la tumeur (London medical Gaz., 1830). Dans une autre observation due à Piorry, la sous-clavière gauche était comprimée et le lobe droit reposait sur le sommet du poumon.

Ainsi donc, il y a en réalité deux ordres de causes qui peuvent déterminer la dyspnée : les unes sont dues à l'irritation des nerfs pneumogastriques englobés dans la tumeur ; les autres résultent de phénomènes de compression simple, mais, vu le développement rapide du cancer dans ce cas particulier, ces phénomènes de suffocation se montrent de très bonne heure et dans des conditions de violence qu'on ne retrouve pas dans les autres tumeurs du corps thyroïde.

Suivant donc que l'arrêt de la respiration est dû à une de ces causes où à l'autre, les phénomènes physiques et fonctionnels peuvent différer. Quelquefois, la dyspnée est le premier symptôme qui se manifeste, d'autres fois elle est précédée de dysphagie. Quelquefois elle est continue ou subcontinue, on a affaire alors à une véritable compression de la trachée ; le plus souvent elle est paroxystique. M. Gosselin (Société de chirurgie, 25 oct. 1848) pense que le nerf récurrent est comprimé par la tumeur dans ces cas. C'est l'explication que nous en avons déjà donnée avec M. Gaubric; L. Türck, sans recourir à cette explication, voit la cause des accès dans une exagération des phénomènes de compression survenant sous l'influence d'un état catarrhal surajouté.

Les phénomènes de compression du côté de l'œsophage se traduisent par une dysphagie d'intensité variable. Dans un cas, le rétrécissement produit par la masse cancéreuse du corps thyroïde permettait à peine de faire passer dans le canal une plume d'oie. On conçoit qu'avec une disposition pareille, la déglutition des aliments solides soit rendue impossible. Dans d'autres cas, la compression est moindre et il est encore possible aux malades d'avaler par petits morceaux des aliments solides ; mais la déglutition est toujours douloureuse et les malades en arrivent à redouter le moment des repas.

Lebert a signalé, comme un signe du cancer du corps thyroïde, l'expectoration muco-purulente ou sanglante qui indique généralement l'issue du néoplasme dans la trachée, comme cela est arrivé dans un cas rappelé par M. Berger dans son travail inséré dans les Archives générales de médecine.

Il peut arriver cependant que cette expectoration se rencontre en dehors de toute perforation de la trachée : c'est par exemple, ainsi que le fait remarquer M. Krishaber, lorsqu'il y a production dans les poumons de noyaux cancéreux métastatiques. Cette complication, qui n'est point des plus rares, détermine d'ailleurs dans les poumons tout un ensemble de phénomènes que l'auscultation permet de reconnaître avec facilité. L'oreille perçoit des râles muqueux à grosses bulles disséminés un peu partout, ce qui tient à un état de congestion générale du poumon qu'il n'est pas rare de constater à l'autopsie. Puis en certains points localisés, mais qu'il est impossible d'indiquer en règle générale, à cause des localisations diverses que les noyaux peuvent affecter dans le poumon ; en certains points localisés, disons-nous, on entend des râles sous-crépitants de volume variable qui, par leur persistance, leur siège toujours le même, révèlent la présence de foyers métastatiques.

Il arrive parfois aussi que l'auscultation révèle, comme dans un des cas cités par Mathieu, du souffle pneumonique, cette complication se rencontrant quelquefois.

On ne discute plus guère aujourd'hui sur la coïncidence si fréquente de la tuberculose et du cancer. Aussi n'y a-t-il pas lieu de s'étonner d'avoir entendu, dans les deux cas observés chez M. Proust, des craquements aux deux sommets de chaque malade. Quand la tumeur perfore le conduit aérien, cette perforation est annoncée par un redoublement de la dyspnée et une augmentation de toux qui s'accompagne alors de l'expectoration d'un détritus grisâtre ou d'un liquide mucoso-purulent.

Quand les noyaux cancéreux métastatiques, comme dans les cas rapportés par Mathieu, affectent le cœur, il est extrêmement difficile, sinon impossible de diagnostiquer cette complication sur le vivant. Ce n'est guère que sur la table d'autopsie qu'on se rend compte de ce fait. Cependant l'irrégularité et la petitesse du pouls, la gêne considérable de la respiration, toutes ces particularités réunies pourraient peut-être faire *soupçonner* l'envahissement de cet organe par le cancer.

Pour les autres organes que la dégénérescence peut envahir secondairement, il n'y a rien de spécial à en dire ; il se produit ici tout ce qui se produit dans tous les autres cas où il y a des métastases analogues. Les reins, le foie, la rate, l'intestin, le cerveau, peuvent, nous l'avons vu, être affectés secondairement. Etudier les conditions de production de ces métastases, leur évolution et les symptômes auxquels cet envahissement peut donner naissance, ne fait point partie de notre sujet et nous entraînerait trop loin. Nous avons voulu simplement attirer l'attention, à ce sujet, sur quelques faits nouveaux mis en lumière par des observations récentes. Nous ne nous y arrêterons pas davantage.

Pour terminer le chapitre qui a trait à la symptomatologie du cancer du corps thyroïde, il nous reste à examiner la marche de cette affection, sa durée et ses modes de terminaison.

En règle générale, la marche de cette affection est excessivement rapide; et c'est en partie pour cette cause que l'on voit rarement survenir pendant son évolution les phénomènes d'ulcération cutanée, les fongus que l'on a coutume de constater dans des cancers des autres régions.

Et cependant il peut arriver quelquefois que ces tumeurs cancéreuses restent un certain temps stationnaires; mais ce n'est que pour une période relativement courte, car au bout d'un certain temps, elles prennent tout à coup un développement très rapide et acquièrent alors des proportions considérables,

Cela se voit surtout dans l'encéphaloïde et le sarcome. Et ce simple fait d'augmentation brusque et considérable dans le volume d'une tumeur qui se trouve en rapport si immédiat avec les organes importants logés dans la région cervicale antérieure, et même parfois dans le médiastin antérieur, suffit à faire saisir dès maintenant un des modes les plus fréquentes de terminaison du cancer du corps thyroïde.

La mort, en effet, est due le plus souvent à l'asphyxie et la scène se termine par un accès de suffocation. Si la maladie va rapidement en augmentant, les accès de suffocation se succèdent à de courts intervalles, pendant lesquels la dyspnée persiste très intense. On entend, pendant ces accès, un bruit de cornage très marqué ; le malade éprouve un sentiment de constriction à la gorge ; il se plaint d'une sensation de corps qui l'étouffe et dont il demande à être délivré. Le faciès est caractéristique ; il révèle tous les caractères de l'asphyxie, le visage est vultueux, les yeux larmoyants, injectés, les lèvres sont violettes, cyanosées, la respiration devient rapide et courte et la mort peut arriver au milieu d'un de ces accès avec tous les caractères de l'asphyxie.

D'autres fois, le mécanisme est différent, et c'est à la suite de la perforation d'un organe voisin que la terminaison fatale arrive.

Ainsi, la trachée se perfore et nous avons vu qu'une portion de la tumeur gangrenée peut être évacuée par une expectoration (Lebert). Dans ce cas, le malade peut encore succomber à l'asphyxie qui résulte de la présence dans le conduit aérien d'un corps volumineux qui empêche l'arrivée de l'air dans les poumons. La mort peut alors se produire d'une façon absolument subite et au moment où on s'y attend le moins, alors que l'état général du malade est encore satisfaisant.

Chez d'autres, c'est à la suite de la perforation de la carotide (1 cas) que la mort arrive, causée par une hémorrhahie interne considérable et à laquelle on ne peut pas remédier. Dans son récent mémoire, M. Krishaber signale 2 cas qui se sont terminés par hémorrhagie.

Enfin, chez quelques malades, c'est une complication pulmonaire telle que la broncho-pneumonie ou la pneumonie lobaire qui termine la scène. Dans un des cas que nous rapportons (obs. IV), une pneumonie lobaire fut reconnue à l'autopsie. Dans une autre (obs. III), il y avait un abcès circonscrit d'un poumon, succédant probablement à une inflammation lobulaire.

Enfin, il est évident que la généralisation du cancer dans d'autres organes doit hâter singulièrement la terminaison fatale.

Quand l'affection, par extraordinaire, dure un temps assez long, il peut, mais c'est bien rare, se faire que les téguments qui recouvrent la tumeur cancéreuse viennent à s'ouvrir; une petite quantité de sang ichoreux est évacuée; un fongus bourgeonne rapidement à l'orifice de la plaie, sur le bord de laquelle il ne tarde pas à s'épanouir. Ces fongosités donnent fréquemment lieu à des hémorrhagies, et cette surface est toujours souillée d'une légère couche d'ichor sanguinolent. Ce fait se rencontre de préférence quand on a cru, soit comme mode de traitement, soit comme renseignement diagnostique, devoir pratiquer une ponction dans la tumeur. C'est, du moins, ce qu'affirme M. Kauffmann dans un travail publié récemment sur le goître malin. (Die struma maligna, in deutsche Zeitschrifft, f. Chir., 79.)

En général aussi, une cause vient aider puissamment à la mort du malade. L'état général ne tarde pas à devenir mauvais, le malade maigrit, des œdèmes cachectiques se montrent aux membres inférieurs, et quelquefois aux membres supérieurs, comme cela se produit dans tous les cas de cancer. On se trouve en définitive en face de la cachexie cancéreuse avec tous les caractères connus et que nous ne voulons pas énumérer ici.

Bref, la marche est excessivement rapide et la mort arrive au bout d'un an au maximum, à moins que la peau ne s'ulcère et quedes phénomènes de scepticémie n'enlèvent plus rapidement le malade. La plupart des auteurs n'accordent même au cancer du corps thyroïde qu'une durée maxima de 6 à 7 mois.

Nous ne pouvons terminer ce chapitre sans attirer de nouveau l'attention sur l'observation V, dans laquelle il est nettement constaté qu'un sarcome a récidivé dans la glande thyroïde.

DIAGNOSTIC.

Le diagnostic du cancer du corps thyroïde présente souvent au début les plus grandes difficultés. Non pas qu'on puisse établir de confusion avec toutes les tumeurs du cou indistinctement, telles que les adénites chroniques, les anévrysmes carotidiens, les tumeurs des bourses séreuses sus et sous-hyoïdiennes, les cancers de l'œsophage..., etc. Ces tumeurs en général ne présentent qu'un très petit nombre des symptômes qui appartiennent en propre au cancer du corps thyroïde. La marche seule de l'affection, l'état général du malade, la palpation attentive de la tumeur, la constatation bien nette du mouvement d'élévation que subissent les tumeurs appartenant au corps thyroïde, pendant la déglutition, suffiront dans presque tous les cas pour faire éviter l'erreur. Cependant, il faut bien avouer qu'il est parfois extrêmement difficile de différencier le cancer du corps thyroïde des adéno-sarcomes, des lympho-sarcomes que l'on rencontre à la région cervicale.

Peut-être pourra-t-on se baser, au début de l'affection, sur ce que dans les cas de lympho-sarcome, ou d'adéno-sarcome on a généralement affaire à une affection dont le début lent, insidieux, ne s'accuse tout d'abord que par des phénomènes purement locaux. On n'y voit pas les douleurs lancinantes précoces que nous avons signalées dans les symptômes. Puis la tumeur que l'on constate, est absolument *ganglionnaire* par son aspect et par sa position. Mais nous le répétons, à une période avancée de la maladie, le diagnostic est extrêmenent difficile, nous pourrions même dire impossible, lorsque l'on se trouve en présence d'un envahissement qui peut se rencontrer aussi bien dans le cas de cancer du corps thyroïde que dans celui du lympho- ou adéno-sarcome du cou. En un mot, on peut arriver à faire le diagnostic; mais seulement quand la tumeur n'a pas encore pris un grand développement et pour le faire il faut se baser sur le développement, bien manifeste de la tumeur sur la ligne médiane ou dans son voisinage immédiat, sur la mobilité du néoplasme avec la trachée. L'absence d'engorgement ganglionnaire, suivant l'opinion émise par Lebert qui la considère comme constante dans ces cas, ne nous semble pas avoir une grande valeur, puisque nous avons vu que dans bien des cas, les ganglions sont atteints.

Mais il est un autre point de diagnostic à établir. Il ne suffit pas de distinguer la tumeur thyroïdienne des affections du cou qui pourraient la simuler. Le diagnostic réellement utile, indispensable est celui qui consiste à distinguer le cancer du corps thyroïde des autres affections de cet organe. Nous n'insisterons pas sur le diagnostic avec la thyroïdite aiguë. Par ses douleurs, par la tension de la peau, l'affection inflammatoire saute aux yeux et d'ailleurs un interrogatoire bien dirigé lèverait tous les doutes.

Il est beaucoup plus difficile en général de faire le diagnostic avec le goitre quelle qu'en soit la variété.

A ce sujet, nous ne croyons pouvoir mieux faire que reproduire textuellement le passage où M. Krishaber dans son article, traite cette question :

« Sans attacher une importance trop considérable à la forme, au volume, au degré de consistance, on demandera les principaux éléments de diagnostic à la sensibilité du néoplasme, à sa mobilité, à l'état de la peau et à la rapidité du développement, enfin au retentissement du mal sur la santé générale. Les douleurs vives, lancinantes, *précoces*, sauf le cas de complications inflammatoires ou de compression nerveuse, appartiennent rarement, en effet, au goitre ; il en est de même de la fixité de la tumeur et de l'adhérence de la peau qui, de bonne heure, dans le cancer, devient tendue, luisante, rouge sombre et contient dans son épaisseur des noyaux d'induration. Ajoutons que le goitre acquiert souvent un volume auquel n'arrive jamais le cancer, qui loin de s'étendre de haut en bas, a plus de tendance à se propager latéralement, suivant la direction où il trouve le moins de résistance. Enfin, si chez un malade atteint de goitre depuis de longues années, on voyait l'affection, stationnaire depuis un laps de temps considérable, revêtir en peu de mois les caractères que nous avons assignés au cancer du corps thyroïde, on devrait *songer* à la possibilité de cette affection entée sur un goitre préexistant et se rappeler que le cancer du corps thyroïde présente son maximum de fréquence dans les localités goitrigènes.

Pour le professeur Rose (de Zurich), deux signes doivent être pris en grande considération pour le diagnostic : c'est l'accroissement rapide et considérable et la dysphagie précoce.

Enfin M. Boursier, dans sa thèse, indique que le cancer du corps thyroïde se caractériserait ainsi : « Une tumeur à développement rapide et considérable (démontré par la mensuration fréquemment répétée), avec des douleurs spontanées, des bosselures inconstantes du reste, avec une dysphagie précoce précédant les troubles respiratoires. »

M. Kauffmann, dans les cas douteux, conseille une ponction exploratrice, en essayant de ramener avec le trocart des parcelles de la tumeur que l'on soumet à l'examen : il est vrai qu'en cas d'affirmative, il faut se tenir prêt à opérer, car ce traumatisme donne un véritable coup de fouet à la tumeur, ce qui rend par conséquent ce procédé dangereux.

Quant à déterminer la forme, la variété anatomique (en dehors de cette ponction dangereuse), on ne devra guère s'y hasarder et si on veut le tenter, on se basera sur les caractères généraux qui servent au diagnostic différentiel des différentes variétés de cancer.

PRONOSTIC

Le pronostic qui ressort de tout ce que nous avons dit précédemment, c'est que le cancer du corps thyroïde est une affection excessivement dangereuse et qui mène fatalement à la mort et à courte échéance.

Pour Boyer (Maladies chirurg., t. I), le cas le plus grave est la dégénérescence squirrheuse du goitre : « La dureté de la tumeur, sa forme inégale, bosselée, son adhérence intime avec les parties latérales et antérieures du cou, la dilatation variqueuse des veines sous-cutanées, les douleurs lancinantes ne laissent aucun doute sur la nature de la tumeur. Cette dégénérescence est constamment suivie de la mort des malades, qui périssent plutôt par la compression que la tumeur exerce sur le larynx, la trachée, l'œsophage et les gros vaisseaux que par son influence générale sur l'économie animale. »

TRAITEMENT

Une fois qu'un cancer du corps thyroïde, a été reconnu, on devra tout de suite penser à intervenir chirurgicalement, sans s'attarder à l'emploi de moyens médicaux toujours inutiles.

« Tandis que la plupart des goitres sont susceptibles, bien qu'à des degrés différents, d'être opérés, la question de l'ablation des cancers de la glande est actuellement encore diversement envisagée par les chirurgiens. Les uns repoussent d'une manière absolue toute opération, les autres au contraire, et c'est aujourd'hui la majorité, opèrent, mais après s'être assurés que le corps thyroïde est bien le siège primitif du mal, que le point envahi est nettement circonscrit, que les ganglions voisins sont sains, qu'il n'existe nulle part ailleurs de noyaux secondaires et que l'état général est suffisamment bon pour résister aux chances d'une suppuration dont la durée peut être fort longue.

On comprend que nous ne parlons ici que d'une opération radicale et que dans la majorité des cas, les opérations palliatives susceptibles d'accorder un peu de survie aux malades seront toujours indiquées. » (Krishaber.)

Dans son mémoire sur le traitement du cancer du corps thyroïde, Rose a réuni 24 cas, 23 furent suivis d'une terminaison fatale. De ces vingt-trois derniers, onze moururent trois mois à peu près après l'opération qui fut tentée sur eux. Chez les douze autres, la maladie fut abandonnée à elle-même et ils vécurent trois mois de plus que les autres. Ces résultats ne semblent pas favorables aux opérations.

Peut-être cela tient-il à ce qu'on n'a opéré que tardivement, après qu'on a été bien sûr du diagnostic, ce qui peut n'être fait qu'après un laps de temps qui a permis à la tumeur de prendre de fortes proportions.

Et cependant Rose rapporte que Schub a pratiqué l'ablation d'un goitre cancéreux et que le malade a guéri. Kocher a eu aussi un cas de succès après ablation.

Pesme dit que Gurlt guérit un cancer du corps thyroïde après une double extirpation.

Enfin Billroth a eu deux cas de guérison du même genre.

Les cas sont encore trop peu nombreux pour fixer le jugement.

Rose a essayé des injections iodées qui n'ont d'ailleurs donné aucun résultat, non plus que des injections de liqueur de Fowler.

En sorte que, il semble qu'avec la méthode antiseptique qui se vulgarise de plus en plus et avec les perfectionnements récents apportés à la thyroïdectomie, l'extirpation peut avoir des chances de réussite.

Du reste, tout signe de généralisation doit arrêter le chirurgien. Et alors il faut se borner à la méthode palliative : cathétérisme de l'œsophage dans le cas de dysphagie intense, mais avec les plus grandes précautions, car les perforations sont faciles (Boursier). Trachéotomie pour remédier aux accès de suffocation qui emportent souvent le malade. » On devra alors avoir présent à l'esprit ce que nous avons dit plus haut du refoulement, de la déviation de la trachée par le néoplasme, de l'épaisseur des tissus à traverser, de leur vascularité, pour songer aux avantages présentés dans ces conditions par la *laryngotomie inter-crico-thyroïdienne*, pratiquée suivant les règles de cette opération. En agissant ainsi, on a un point de repère fixe, toujours accessible, superficiel et souvent non encore envahi par le néoplasme ; une canule de longue dimension permettra toujours de dépasser le point comprimé de la trachée. » (Krishaber.)

Enfin, si (ce qui est très rare, en dehors des ponctions exploratrices) la tumeur s'est fait jour à l'extérieur, M. Kausmann conseille d'en cautériser les bourgeons au thermo cautère ou au chlorure de zinc.

CONCLUSIONS

1° Le cancer du corps thyroïde est une affection relativement rare. Il est primitif ou secondaire.

2° Il peut revêtir diverses formes qui sont par ordre de fréquence, l'encéphaloïde, l'épithélioma, le squirrhe, le sarcome.

3° Quelle que soit la variété du cancer, on trouve généralement les organes voisins refoulés, comprimés ou englobés dans la masse de la tumeur. Ces organes peuvent être perforés (larynx, trachée, œsophage, carotide, jugulaire.

4° La généralisation du cancer du corps thyroïde est presque la règle ; les poumons et les médiastins sont les organes où les foyers métastatiques s'observent le plus fréquemment. Le cœur peut être aussi le siège de métastase.

5° Un des signes principaux de diagnostic est fourni par les douleurs lancinantes, très vives et très précoces qui irradient vers la région mastoïdienne. Les autres phénomènes les plus importants sont : la dyspnée, les accès de suffocation, la dysphagie.

6° Le pronostic est mauvais. La mort arrive très rapidement.

7° Le traitement est de deux sortes : curatif ou palliatif. Le traitement curatif consisterait dans l'ablation de la tumeur. Le traitement palliatif, c'est la trachéotomie, ou mieux encore la laryngotomie inter-crico-thyroïdienne.

OBSERVATIONS

Obsetvation I.

(Krishaber. — Planche I.)

Une dame, âgée d'une cinquantaine d'année, atteinte d'un cancer du larynx et de l'œsophage (père mort d'un cancer du testicule), fut soumise à la laryngotomie inter-crico-thyroïdienne par M. Krishaber.

La plaie devint bourgeonnante et bientôt prit un aspect malin. Cette dame était atteinte d'un goitre, et c'est cette tumeur hypertrophiée elle-même qui se transforma peu à peu et devint cancéreuse. La peau s'érodait. Bientôt de larges ulcérations se formèrent. La saillie autour de la canule devint énorme et toute la glande apparaissait sous forme d'un gros fongus saignant, d'aspect tomenteux, de forme irrégulière et qui sécrétait très abondamment du pus sanieux répandant une odeur extrêmement fétide. Des hémorrhagies survinrent dans la tumeur. Cette dame succomba cinq ou six mois après le début.

Observation II (inédite).

(Dr Krishaber. — Rédigée par M. le Dr Guiter.) Planche II.

M. X..., âgé de 68 ans, est de haute stature et d'aspect robuste. Sa santé antérieure a été des meilleures et nous ne relevons dans ses antécédents que quelques manifestations arthritiques : eczéma, hémorrhoïdes ; disposition aux catarrhes bronchiques depuis une dizaine d'ann es environ ; mais le malade était surtout prédisposé aux maux de gorge et il se soignait depuis de longues années pour des accidents de pharyngo-laryngite granuleuse qui l'ont toujours beaucoup préoccupé.

En 1879, la voix a été complètement perdue pendant quelques jours ; mais cette extinction de voix n'a pas persisté ; il y avait bien déjà un peu de gêne laryngée ; mais il semble difficile de faire remonter à cette date le début du néoplasme.

Depuis cinq ou six ans, il existait des bourdonnements d'oreille, et pendant l'été de 1880, la surdité devint complète d'un côté, en même temps que la gêne laryngée augmentait sensiblement.

Au mois de janvier 1881, nouvelle extinction de voix qui survint assez brusquement et depuis lors persista avec des hauts et des bas jusqu'à ce que la voix fût au bout de quelques mois, définitivement perdue. Trois mois se passèrent sans autre traitement qu'un traitement homœopathique, et ce n'est qu'au mois de mars qu'un spécialiste, le Dr Cadier, fut consulté : l'examen laryngoscopique révéla la présence de végétations sur les cordes vocales et le Dr Cadier put affirmer leur nature cancéreuse. Les cautérisations furent, faites au galvano-cautère ; puis le malade fut envoyé au Mont-Dore à la fin de juin. Il passa au mois d'août quelques semaines sur les bords de la Manche, à son retour, le Dr Cadier fit une nouvelle série de cautérisations jusqu'à la fin de septembre. Durant toute cette période, l'affection ne s'était révélée que par l'aphonie et une sensation de corps étrangers assez pénible au niveau du larynx; de plus le malade toussait un peu ; l'expectoration se produisait parfois avec abondance, avec quelques crachats sanguinolents, le plus souvent consécutifs aux cautérisations : pas d'oppression, pas de cornage ; la déglutition n'avait jamais été troublée; l'état général était excellent.

Les accès de suffocation apparaissent vers la fin de septembre 1881, ce sont des accès spasmodiques, d'une durée de deux à trois minutes, avec intermittences, se produisant parfois après les repas et le plus souvent pendant la nuit; pendant l'accès, la respiration est absolument suspendue, la face devient vultueuse, et les étouffements se multiplient en se prolongeant. La vie du malade paraît en danger. Ajoutons qu'en dehors de ces accès spasmodiques, il n'y a ni cornage, ni dyspnée et pas d'autres symptômes que ceux que nous avons signalés.

Le Dr Krishaber, consulté à cette époque, indique la nécessité d'une opération à bref délai et la trachéotomie est faite fin septembre.

L'opération se fit sans difficulté et ne fut suivie d'aucun accident ; la toux fut fréquente les jours suivants ; mais il n'y eut ni fièvre, ni hémorrhagie et, le malade continua à s'alimenter sans gêne d'aucune sorte; l'expectoration assez abondante fut seulement striée de sang pendant quelques jours. Départ pour Pau le 22 octobre. On a mis une canule parlante qui est supprimée au bout de deux mois par le Dr Krishaber. L'amélioration est très sensible pendant six semaines environ; la toux est calme ; l'expectoration moins abondante; la respiration se fait bien et les nuits sont excellentes : en même temps, l'état général redevient des meilleurs (La médication arsenicale a été commencée vers cette époque et maintenue depuis lors.) Mais au bout de six semaines surviennent des hémorrhagies par la canule ; on les combat avec l'eau de Léchelle ; en même temps les nuits redeviennent mauvaises, le malade est très nerveux; les digestions sont moins bonnes ; d'un autre côté, l'expectoration révèle dans les crachats la présence d'un pus sanieux et brunâtre et les hémorrhagies reprennent, après avoir été arrêtées pendant quelque temps. Vers la fin de décembre, deux hémorrhagies assez fortes se produisent et inquiètent beaucoup la famille. A trois ou quatre reprises, le malade rejette par la canule des détritus de la tumeur, qui est évidemment ulcérée déjà sur une grande étendue. A dater de cette époque, l'expectoration a conservé son caractère, mais une nouvelle période d'amélioration se produit et en somme l'état général reste très satisfaisant. L'alimentation se faisant très complètement sans aucune dysphagie.

Le malade quitte Pau au mois de mai; les hémorrhagies sont arrêtées, mals les crachats sont souvent teintés; la respiration se fait bien ; la toux redevient fréquente vers la fin du séjour dans le Midi, mais elle se calme bientôt et l'été se passe sans nouveaux accidents.

Au mois d'août 1882, de petites végétations rouges, non ulcérées, apparaissent sur la ligne médiane et tout auprès de la canule; elles ne tardent pas à se réunir et forment bientôt des champignons cancéreux de la grosseur d'une noix; des ulcérations se produisent sur cette tumeur et quelques hémorrhagies superficielles sont facilement arrêtées ; l'épithélioma a envahi le corps thyroïde, on fait quelques applications de perchlorure de fer, de poudres astringentes et on panse à l'eau phéniquée. En même temps, la tumeur se propageant le long de la trachée, la respiration est de nouveau gênée, et on est obligé de mettre une canule plus longue dont la présence détermine d'abord de la toux et quelques suintements sanguins. Vers la fin d'octobre la tumeur externe augmentant et repoussant la canule en avant, on est obligé de substituer à celle-ci une canule articulée très longue, qui finit par être assez bien tolérée.

Au mois de novembre, le malade part pour Cannes, et depuis lors, sauf l'augmentation assez rapide du champignon externe, nous n'avons aucun accident à signaler. Quelques symptômes de catarrhe bronchique ont été facilement combattus et le retour des hémorrhagies a été prévenu par l'application intermittente d'une solution très étendue de perchlorure de fer.

Etat actuel. — La respiration se fait bien ; la toux n'est pas assez fréquente pour troubler sérieusement le sommeil ; les crachats sont purulents, mais peu abondants ; il n'y a et il n'y a jamais eu la moindre dysphagie, pas de salivation ; pas de fétidité de l'haleine, soit parce que le courant d'air est supprimé, soit parce que la tumeur est, comme nous le verrons, surtout sous-glottique et peu ulcérée à sa partie supérieure ; les ganglions sont absolument indemnes et cela suffirait à établir le caractère exclusivement laryngien de la tumeur, tout aussi bien que l'absence de salivation et de dysphagie. L'alimentation se faisant bien, l'état général est excellent et le malade peut faire, les jours de beau temps, une assez longue promenade à pied ; il n'y a pas le moindre signe de cachexie.

Les seuls troubles que nous ayons à signaler résultent en somme de la présence dans la trachée d'une canule très longue qui détermine un peu de toux et qui, repoussée par la tumeur externe tout à fait sur le côté, produit, et sur les téguments et sur la trachée, une compression assez désagréable. De plus, le changement de canule, qu'on doit répéter assez fréquemment, expose à quelques écoulements sanguins. La tumeur externe est située sur la ligne médiane et repousse la canule à gauche ; elle a grossi assez rapidement et atteint le volume d'une grosse pomme ; elle est implantée par un pédicule assez large, présente une forme assez régulièrement arrondie ou plutôt ellipsoïde et tend à s'affaisser un peu vers le bas ; elle est ulcérée sur un très grand nombre de points et paraît très vascularisée.

Les particules sphacélées s'en détachent peu à peu. Sa nature épithéliomateuse ne peut être mise en doute et ne prête à aucune confusion.

Les résultats de l'examen laryngoscopique sont les suivants : La tumeur paraît sous-églottique; toutefois on constate, au niveau des cordes vocales, deux champignons cancéreux assez volumineux (le droit est plus considérable) ; entre eux il n'existe qu'une ouverture elliptique insignifiante à travers laquelle, vient soudre le pus des parties ulcérées ; l'ulcération supérieure n'est pas très étendue, et présente un aspect grisâtre et sanieux caractéristique. L'œsophage et le pharynx ne sont atteints sur aucun point.

Observation III.

(Due à M. Mathieu, interne des hôpitaux.)

La nommée B. N.., âgée de 69 ans, est entrée le 26 avril 1881, salle Sainte-Marie, n° 6, service de M. Proust à Lariboisière.

Elle se dit malade depuis deux mois seulement; auparavant, elle a toujours été bien portante.

Il y a deux mois, elle commença à éprouver de la gêne de la déglutition. Bientôt il se fit un gonflement appréciable du cou, et des tumeurs, dures et arrondies, développées, surtout sur les parties latérales inférieures, ne tardèrent pas à déformer la région.

Au moment de l'entrée, le cou est énorme, bossué de tumeurs arrondies, saillantes sous la peau. La situation du larynx ne peut être que très difficilement déterminée. En bas, la tuméfaction déborde par-dessus l'échancrure du sternum.

Il n'y a pas de changement de coloration de la peau. Par places, elle glisse à peine sur les tumeurs sous-jacentes. Celles-ci sont mamelonnées, pressées les unes contre les autres ; elles sont dures, résistantes. Les sterno-mastoïdiens sont rejetés sur les parties latérales ; on en soupçonne beaucoup plus la direction qu'on n'en voit le relief, d'après l'insertion de leur chef inférieur. Les veines superficielles du cou sont dilatées, turgescentes, variqueuses; cette turgescence se poursuit sur les veines de la partie inférieure de la face. Elle est plus marquée du côté droit que du côté gauche. Les lèvres sont cyanosées.

La malade peut parler, mais la voix est métallique, nasonnée. Des accès d'étouffement se reproduisent à peu près chaque jour; la face se congestionne, se cyanose, la respiration devient anxieuse, précipitée. Il n'y à point à proprement parler de tirage, ni de cornage. A l'auscultation on constate que la respiration pénètre des deux côtés avec une certaine intensité. Elle est couverte par des râles sibilants et ronflants.

A la base on perçoit quelques râles sous-crépitants. Le pouls est habituellement petit et régulier ; au moment des accès, il se précipite et devient irrégulier. La déglutition est fort pénible, souvent les aliments sont arrêtés et rejetés. On ne constate de tumeur ganglionnaire dans aucune autre région.

Le foie et la rate ne sont pas augmentés de volume.

L'examen du sang et la numération des globules font voir qu'il n'y a pas d'augmentation des leucocytes et que les globules rouges sont en nombre à peu près normal.

La tuméfaction du cou augmente notablement pendant le séjour de la malade à l'hôpital. Les accès de dyspnée deviennent plus fréquents, la déglutition plus difficile, les râles sous-crépitants deviennent plus nombreux et gagnent vers le sommet des poumons.

La mort survient le 26 mai.

Autopsie. — On trouve une masse blanchâtre, bossuée, enveloppant les parties antérieure et latérale du cou.

Elle est manifestement constituée par des ganglions hypertrophiés et dégénérés. La peau est adhérente à certains endroits. Les muscles sterno-mastoïdiens sont soulevés et rejetés sur les côtés.

Dans son ensemble, la tumeur présente l'aspect d'un encéphaloïde dur. Elle se trouve divisée en deux masses secondaires d'inégal volume. La principale est développée au devant du larynx qu'elle masque et qu'elle embrasse ; elle déborde sur les parties latérales et au devant de la trachée. L'autre, plus petite, est interposée entre le sternum et la trachée, qu'elle refoule en arrière ; vue par sa partie postérieure, la masse de la tumeur présente le même aspeet bossué. Elle déborde sur les parties latérales de façon à refouler, à dissocier ou à englober le paquet vasculo-nerveux.

L'œsophage en arrière est facilement reconnu et facilement séparé. Il se trouve comprimé et légèrement rétréci au niveau du cartilage cricoïde, sans être cependant compris dans la tumeur. La trachée est englobée dans la masse. Elle ne présente pas de rétrécissements. Sa muqueuse est congestionné.

Les cartilages du larynx sont ossifiés. Il n'y a pas de modification apparente de la muqueuse. Les cordes vocales sont un peu épaissies, moins élastiques peut être que normalement. Au-dessous du larynx et sur les parties latérales de la trachée, il est facile de reconnaître à leur forme les masses latérales du corps thyroïde.

Elles sont augmentées de volume, font saillie en arrière, et se séparent facilement des tumeurs ganglionnaires du voisinage. Le corps tyroïde est d'un blanc mat, dur, résistant. Il semble avoir subi la dégénérescence encéphaloïde, presque squirrheuse. A la coupe, il est également plus résistant et donne moins de suc au raclage que la masse ganglionnaire.

La carotide droite est comprise dans la tumeur, elle est refoulée en dehors de sa situation normale. La veine jugulaire est complètement oblitérée à sa partie moyenne. En haut, on la retrouve intacte. Au moment où elle aborde la tumeur, on constate facilement que sa paroi a été rompue par un bourgeon néoplasique qui s'est insinué dans sa cavité et l'a oblitérée. Au-dessous, elle se perd complètement, on n'en retrouve pas trace. Au-dessus du bourgeon développé dans sa cavité, sa paroi est tapissée d'une mince couche de fibrine stratifiée.

Le nerf pneumogastrique droit pénètre également dans la tumeur. Il s'épaissit, devient rigide et friable. Il est possible de le disséquer sur une grande étendue; mais malgré tous les soins il est impossible de trouver le récurrent correspondant. A gauche, les désordres sont moins grands. Le paquet vasculo-nerveux est simplement rejeté en dehors. La carotide est facilement disséquée. La veine jugulaire adhère seulement à la tumeur par un point peu étendu. A cet endroit, il y a dans sa cavité un bourgeon légèrement aplati, recouvert d'une couche de fibrine concrétée.

Le pneumogastrique est libre et simplement dévié. Le récurrent correspondant est trouvé dans sa situation normale, autour de la crosse de l'aorte. Au-dessus, ses filets se dissocient pour pénétrer dans la tumeur où il est impossible de les poursuivre.

Le cœur est petit, chargé de graisse. Les poumons sont congestionnés, splénisés. A la partie inférieure du poumon droit, on rencontre un petit foyer de suppuration, du volume d'une noix. Rien de particulier dans les autres organes.

Examen histologique. — Il a été fait au laboratoire de Clamart. Il s'agit d'un sarcome du corps thyroïde et des ganglions voisins. Les coupes prises dans le corps thyroïde, après durcissement dans la gomme et l'alcool et coloration par le picro-carmin, présentent un aspect tout particulier.

A de certains endroits, le sarcome a détruit complètement les éléments normaux de la glande. On ne trouve que des cellules embryonnaires de petit volume, arrondies, très nombreuses. Sur d'autres points, les vésicules closes persistent. Elles ont subi des modifications assez notables, et il est facile de se rendre compte du processus de leur destruction.

On les reconnaît facilement : elles se présentent sous la forme d'une masse jaunâtre, homogène, réfringente, arrondie, bordée par une rangée de cellules épithéliales cubiques, colorées par le carmin. Quelques-unes ne semblent pas avoir subies de modifications notables.

Parfois, ces vésicules sont rassemblées les unes près des autres, et limitées par des travées de plus en plus minces. Sur certains points, ces travées intermédiaires disparaissent, et il se forme une grande cavité renfermant la même substance jaune, brillante, bordée par le même épithélium cubique. Sur les parois de ces grandes cavités, on trouve parfois des éperons qui sont la trace des travées détruites.

Les vésicules sont du reste d'un volume très variable, et quelques-unes sont relativement très étendues, sans que rien indique qu'elles résultent de la communication de cavités voisines.

Dans un certain nombre de vésicules on distingue nettement des cellules agglomérées dans la masse colloïde quelles renferment. Elles ne se colorent pas par le carmin et rappellent un peu l'aspect des cellules en voie de desquamation et de dégénérescence des glandes sébacées.

Quelques-unes des vésicules présentent dans leur intérieur un bourgeonnement sarcomateux; si ce bourgeonnement prend un développement considérable, la vésicule se trouve par là même comblée et détruite.

On rencontre de loin en loin, au milieu de la masse globo-cellulaire, des masses jaunes, d'aspect colloïde, d'assez petite étendue d'ailleurs, qui ne sont plus limitées par un cercle d'épithélium Cela paraît être encore un mode de disparition des vésicules. Enfin, il n'est pas impossible que ces vésicules disparaissent par simple atrophie, après avoir subi un rétrécissement progressif.

Les tumeurs ganglionnaires présentent très nettement l'aspect du sarcome embryonnaire globo-cellulaire. On ne trouve pas trace de stroma. Dans le corps thyroïde, on rencontre au contraire, là ou les lésions ne sont pas très avancées, des fibres lamineuses entre-croisées qui semblent supporter les éléments embryonnaires.

Malheureusement l'examen des pneumo-gastriques n'a pas pu être fait d'une façon suffisante.

Une coupe du pneumo-gastrique droit, faite au moment où, doublé de volume, il pénétrait dans la tumeur, montre qu'il est infiltré par les éléments sarcomateux. Sa gaine celluleuse paraît intacte à ce niveau, mais les faisceaux nerveux sont dissociés et séparés les uns des autres par des amas de cellules embryonnaires. Après imprégnation par l'acide osmique, il semble que les tubes nerveux soient intacts ou peu modifiés à ce niveau.

Réflexions. — Il s'agissait dans le cas présent d'un cysto-sarcome du corps thyroïde et d'un sarcome sans doute secondaire des ganglions cervicaux. Les tumeurs malignes du corps thyroïde sont encore mal connues dans leur essence histologique; toutefois, d'après Rose (cité par M. Berger, *Revue des sciences médicales*), le cysto-sarcome serait une affection fréquente.

Dans le cas présent, la masse de la tumeur observée sur la malade ou considérée en bloc sur la table d'autopsie faisait penser à une tumeur de nature carcinomateuse ou épithéliomateuse. Il s'agissait, en réalité, d'un sarcome globo-cellulaire. Pendant la vie, la dureté de la tumeur, son étendue, son adhérence à la peau à certains endroits avaient permis d'éliminer l'adénie.

Le défaut d'engorgement ganglionnaire dans d'autres régions, le petit nombre des leucocytes du sang avaient fait rejeter l'hypothèse, possible au premier coup d'œil, de leucocythémie ganglionnaire.

Il ne restait qu'à considérer comme secondaire la tumeur ganglionnaire du cou, et à supposer que son point de départ était, par exemple, un épithélioma latent de l'œsophage ou des voies aériennes. La tendance à l'élévation était peu évidente pendant les mouvements de la déglutition, et, de ce côté, rien n'attirait particulièrement l'attention sur le corps thyroïde. En cas semblable, le diagnostic restera vraisemblablement toujours aussi indécis.

Il est à remarquer qu'il n'y a pas eu d'accès bien net de suffocation laryngée. Les pneumo-gastriques étaient cependant intéressées dans la tumeur et peut-être même détruits dans une partie de leur étendue. On connaît la tolérance des nerfs pour les causes longtemps prolongées de compression et de destruction. Faisons toutefois remarquer que, dans le cas présent, les cartilages du larynx étant ossifiés dans toute leur étendue, la malade se trouvait à peu près dans la situation des récurrents.

Malgré la compression des pneumogastriques et leur envahissement par la tumeur, il n'y avait de lésion vers le poumon qu'un certain degré de splénisation, et, dans le lobe droit, un abcès du volume d'une noix. Est-ce là à l'état de vestige, pour ainsi dire, et sous forme de vacuole, la trace de la broncho-pneumonie si souvent observée dans les cas de lésion pathologique ou expérimentale du pneumo-gastrique et des récurrents ?

Observation IV.

Cancer du corps thyroïde, du cœur et du poumon. — Propagation probable par embolie veineuse. (A. Mathieu.)

Le nommé X..., journalier âgé de 50 ans, entre le 20 août 1881, salle Saint-Charles, lit n° 30, service de M. le Dr Proust.

Cette homme est très maigri, il présente l'aspect d'un phthisique parvenu à la dernière période de la maladie. Il est dans un état de dyspnée très grande. Il a du tirage sus et sous-claviculaire et épigastrique, sans cornage laryngé. Sa voix est éteinte. Sa température s'élève à près de 40°. Il dit n'avoir jamais été malade avant cinq semaines d'ici. Depuis cette époque, il se sentait affaibli. Cependant il a continué à travailler tant bien que mal jusqu'à cinq ou six jours avant son entrée. Pris, alors, d'une fièvre vive et d'une dyspnée très forte, il a dû garder le lit.

Il ne semble pas s'être aperçu de l'existence d'une tumeur dure, assez saillante, que l'on constate facilement au devant du cou, au-dessous du larynx.

Cette tumeur constitue une plaque dure, résistante, ligneuse, qui s'étend latéralement jusqu'en arrière des sterno-mastoïdiens et de haut en bas depuis la fourchette du sternum jusqu'au-dessous du cartilage cricoïde. Le larynx est légèrement dévié vers la droite.

A gauche, en déprimant un peu le sterno-mastoïdien, on perçoit un bord arrondi qui limite la tumeur en arrière de ce côté ; à droite elle s'enfonce plus profondément.

Il existe là des ganglions indurés, agminés, qui masquent la tumeur et débordent au devant du sterno-mastoïdien. Quelques ganglions isolés, trés durs, de la grosseur et de la consistance de petites avelines, sont situés immédiatement sous la peau, qui glisse mal sur eux.

La plaque indurée est fortement fixée dans la situation qu'elle occupe. On ne peut lui communiquer que des mouvements de glissement presque imperceptibles. De même lorsqu'on engage le malade à faire un mouvement de déglutition, il n'y a pas de mouvement d'élévation proprement dit, mais une sorte d'oscillation sur place.

A l'auscultation, on trouve des râles sous-crépitants volumineux aux deux sommets. A la base gauche, il existe du souffle tubaire. La température oscille entre 39° et 40°. La dyspnée persiste, augmente même. Le pouls est très petit et très rapide. Le malade meurt quelques jours après son entré à l'hôpital.

Autopsie. — Faite trente heures après la mort. La région antérieure du cou est disséquée. Quelques ganglions se rencontrent sous la peau, au devant du sterno-mastoïdien. Ils sont arrondis, légèrement aplatis, très résistants, blancs et durs à la coupe.

La masse principale de la tumeur est située au devant de la trachée. Elle s'enfonce très légèrement sous la fourchette du sternum et remonte jusqu'au niveau du cartilage cricoïde. Sur les parties latérales, elle pénètre sous le bord du sterno-mastoïdien qui se trouve soulevé. Elle est recouverte par les muscles de la région sous-hyoïdienne. Cette masse est dure, grisâtre, à lobulation extérieure évidente. Elle présente manifestement la forme du corps thyroïde ; on trouve deux lobes hypertrophiés et dégénérés. Le lobe gauche, surtout par son bord postérieur, est perdu dans une masse de ganglions résistants et blanchâtres.

A la partie médiane, dans l'espace compris entre les deux lobes, accolé au bord antérieur du lobe droit, et le suivant dans toute sa hauteur, se trouve un prolongement effilé, plus large en bas, qui est sans doute la pyramide de Lalouette indurée, dégénérée, et augmentée de volume.

Le bord postérieur du lobe gauche s'enfonce moins en arrière que le bord correspondant du lobe droit. Il se rencontre bientôt sous le sterno-mastoïdien. Il a refoulé en arrière le faisceau vasculo-nerveux, sans l'englober, sans le dissocier.

Le lobe droit s'enfonce au contraire plus profondément en arrière. Son bord externe se confond avec des ganglions hypertrophiés, et ces ganglions, constituant une masse mamelonnée, se prolongent jusque sur les parties latérales de la colonne vertébrale. Le tissu cellulaire qui les enveloppe est devenu beaucoup plus résistant, plus dense, et la masse entière est ainsi solidement fixée dans la position qu'elle occupe. Cela explique qu'on n'ait pas trouvé nettement de mouvement d'ascension du corps thyroïde au moment de la déglutition.

La prédominance du lobe gauche explique aussi que le larynx se trouve refoulé à droite et la crête du cartilage thyroïde deviée de la ligne médiane. Les vaisseaux et les nerfs sont englobés dans la tumeur. Le nerf pneumogastrique peut être disséqué dans toute son étendue. Il présente seulement un volume plus considérable et un épaississement évident de ses gaines fibreuses.

La carotide n'est pas oblitérée. Elle est seulement déviée en arrière et en dehors. La tumeur ne lui adhère que par sa tunique externe. On peut ainsi la décortiquer, pour ainsi dire, sur toute la hauteur de la masse ganglionnaire qui l'entoure. Il n'en est pas de même de la veine jugulaire. Elle présente un calibre double et même triple de son calibre normal. Elle est pleine, gorgée d'une substance blanche, qu'on aperçoit par transparence. Libre dans sa partie externe, elle adhère fortement en dedans et en avant à la masse constituée par les ganglions et le corps thyroïde réunis. Elle fait, en quelque sorte, corps avec eux.

Après l'avoir séparée, on la fend sur toute sa longueur, on la trouve pleine d'une bouillie blanchâtre qui semble être un caillot de fibrine en voie de dégénérescence granulo-graisseuse.

La partie externe et postérieure de sa paroi est amincie, distendue; toutefois, lorsqu'on la regarde par l'intérieur de la veine, après l'avoir débarrassée de l'espèce de mortier qui la recouvre, on la trouve dépolie, mais assez lisse et unie. Dans sa partie interne et intérieure, elle a été entamée par la tumeur. Les tuniques sont, par endroits, détruites et traversées par des bourgeons blanchâtres venus de l'intérieur. Ces bourgeons font à l'intérieur une saillie plus ou moins marquée; ils présentent généralement une résistance assez faible et il suffit d'un grattage léger pour les effriter. A la partie supérieure de la tumeur, deux ou trois troncs veineux reviennent aboutir dans la jugulaire. Ils sont généralemeut dilatés et remplis d'une bouillie blanchâtre. On peut voir en les disséquant des troncules veineux de plus en plus fins, également oblitérés, s'enfoncer dans l'épaisseur du corps thyroïde ou ramper à sa surface.

La trachée est enclavée, enlevée par la tumeur, en avant et latéralement. Elle est à peu pres complètement libre en arrière. Au niveau du bord postérieur du cartilage thyroïde, on trouve sur la face postérieure du pharynx, et un peu à gauche, une petite masse aplatie, ayant les apparences d'un ganglion hypertrophié qui adhère à la paroi de telle façon que cette paroi n'en peut être déplacée. A ce niveau, la muqueuse est pâle, amincie, et on aperçoit par transparence la tumeur sous-jacente. Il y a là une plaque blanchâtre et dure ; mais il semble bien que le travail s'est fait de dehors en dedans et il paraît évident que ce n'est pas là un néoplasme primitif du pharynx.

La muqueuse du pharynx et de l'œsophage paraît du reste intacte. Nulle part, il n'y a trace d'ulcération, ni de rétrécissement. Il en est de même de la trachée. Les ganglions du médiastin ne sont pas augmentés de volume. Ceux du hile du poumon sont noirâtres, gros comme des pois, d'aspect normal.

Les poumons sont adhérents au thorax par les sommets ; à la surface du lobe inférieur du poumon droit, on trouve un dépôt fibrineux, granuleux. Ce lobe est induré. Il forme un bloc compacte. Il présente à la coupe l'aspect de la pneumonie fibrineuse à la période d'hépatisation grise. Les lobules semblent également infiltrés dans toute l'étendue de ce lobe. La coloration grisâtre, l'induration, les granulations légèrement saillantes sont également réparties : c'est la pneumonie lobaire, fibrineuse.

Des deux côtés, les sommets sont infiltrés de tubercules. Çà et là, on trouve de petites cavernes, les unes vides, à parois inégales, tomenteuses, les autres remplies d'une masse crétacée. Vers la base, surtout du côté gauche, on aperçoit à la surface du poumon, faisant sous la plèvre une légère saillie, des masses blanches dures, d'aspect cancéreux. Elle sont d'un volume variable, d'un pois à une noix. Elles sont plus abondantes à gauche qu'à droite. Elles se trouvent surtout dans le lobe inférieur. On n'en trouve pas dans le lobe supérieur. Il n'en existe pas non plus au niveau du hile. A la coupe, ces noyaux sont de même aspect que les ganglions du cou. Ils résistent au couteau et présentent une surface blanche, uniforme. Ils sont situés surtout à la périphérie, vers la plèvre. Entre le lobe inférieur droit et le lobe moyen se rencontre une tumeur notablement plus volumineuse que les autres, de la grosseur d'un petit œuf. Son centre est ramolli : à la coupe, aspect d'une masse encéphaloïde.

Le cœur est petit. Il n'y a pas de liquide dans le péricarde. A la pointe, deux noyaux néoplasiques de même aspect que ceux du poumon se trouvent enchâssés dans le muscle. L'un recouvre le ventricule droit, l'autre, le ventricule gauche ; de la pointe vers la base à gauche, la plaque est plus étendue, mais moins profonde. A droite, elle s'enfonce dans le muscle et pénètre dans le ventricule.

Le ventricule droit renferme des caillots fibrineux en grande abondance. Les uns se prolongent en forme de languettes arrondies dans les artères pulmonaires; les autres forment de petits globes à surface lisse, à couches concentriques régulièrement stratifiées, au centre desquelles on trouve une sorte de champignon blanc résistant, qui se continue avec la plaque cancéreuse du ventricule : ces champignons, plus ou moins développés, sont très nombreux à la surface de l'endocarde du côté droit. Ils se rencontrent surtout vers la pointe, en avant et le long du bord adhérent de la grande valve de la tricuspide. Quelques végétations de même nature, mais beaucoup plus rares, se voient dans l'oreillette droite. La plaque comprise dans l'épaisseur du ventricule droit présente donc une surface beaucoup plus étendue vers l'endocarde que vers le péricarde.

Dans le ventricule gauche, on ne constate rien de particulier. La plaque cancéreuse, visible vers le péricarde, n'a entamé que la moitié de l'épaisseur de la paroi musculaire environ. Une seule végétation, grosse comme un pois, venue de l'extrémité supérieure du noyau compris dans la paroi musculaire, a pénétré dans l'oreillette gauche. Le cerveau ne présente rien particulier.—A la surface du rein gauche, on trouve une petite masse blanche, dure, qui s'enfonce comme un coin dans la substance du rein, jusqu'au niveau de la base des pyramides de Malpighi à peu près.

La rate est petite. A un endroit, on trouve dans la pulpe une sorte d'infiltration blanchâtre, constituée par des grains rapprochés. Le tissu, marbré de jaune et de blanc, est plus résistant à la coupe à ce niveau.

Le foie est graisseux. On ne voit ni sous la capsule, ni sur les nombreuses coupes que l'on pratique, aucun noyau cancéreux.

L'*examen histologique* a été fait au laboratoire de Clamart. — Les pièces anatomiques ont été successivement traitées par l'alcool, la gomme et l'alcool; les coupes ont été colorées par le picro-carmin. Dans certains points, le tissu normal du corps thyroïde a complètement disparu; il est remplacé par une production néoplasique dans laquelle on trouve des cellules spéciales et un stroma. Les cellules sont aplaties; elles présentent à peu près le diamètre de 1, 2 et quelquefois, mais rarement, 3 globules rouges. Leur corps est légèrement coloré par le carmin. Leur noyau est beaucoup plus fortement teinté; elles renferment des granulations grisâtres; quelquefois on trouve deux noyaux dans l'intérieur des cellules.

Celles-ci sont généralement arrondies, parfois échancrées ou en bissac, parfois allongées ou irrégulièrement ovalaires.

Le stroma est assez rare. Il est constitué par des fibres à double contour faiblement colorées, formant des mailles généralement très larges, les unes irrégulières, les autres rapprochées et dirigées parallèlement dans un sens donné ; la disposition des cellules en groupes est nécessairement déterminée par la disposition de ce stroma. A d'autres endroits, il existe encore des vésicules closes. Les coupes prennent alors un aspect tout particulier.

Les vésicules, dont les caractères s'éloignent plus ou moins de leur disposition normale, sont séparées les unes des autres par des travées dans lesquelle pénètrent les éléments cancéreux. Ces parois sont épaissies, et les éléments néoplasiques s'accumulent au pourtour de l'enveloppe des vésicules. Colorées comme elles le sont par le carmin, ces cellules forment là une sorte d'épaississement, de bourrelet.

Les vésicules se montrent pleines d'un contenu jaune transparent, le plus souvent homogène. De temps à autre, on distingue dans cette masse des cellules jaunes juxtaposées. Rarement quelques-unes de ces cellules présentent un noyau rouge, fortement coloré dans un corps jaune, brillant, homogène.

Les vésicules sont d'un volume très variable. Les unes sont très grandes et présentent un diamètre deux ou trois fois supérieur à celui des vésicules normales. Les autres sont, au contraire, très petites : sur la plupart, on trouve une paroi propre, homogène, intérieurement entourée d'une couronne de cellules fortement colorées par le carmin. Il semble que les unes soient dilatées et forment de véritables kystes à la façon des kystes par rétention des glandes sébacées. Dans un petit nombre de vésicules, on trouve la face interne de la membrane propre encore tapissée par de petites cellules juxtaposées, à une seule rangée, pourvues d'un noyau très apparent.

Sur quelques-unes encore, on voit les cellules extérieures rompre la paroi et pénétrer dans la cavité de la vésicule close. Ce mode de destruction des vésicules est cependant ici relativement rare. C'est beaucoup plutôt, paraît-il, par atrophie simple que par bourgeonnement intra-cavitaire que ces vésicules disparaissent.

Sur plusieurs coupes, on rencontre des vaisseaux. Sur plusieurs d'entre elles, on trouve dans un cercle fibreux, coloré en rouge un amas central de cellules. Les unes sont arrondies, jaunes, homogènes, sans noyau. Elles présentent tout à fait l'aspect des globules rouges. Les autres sont également arrondies, mais irrégulières et pourvues d'un noyau fortement coloré par le carmin. Elles présentent des caractères très analogues à ceux des cellules néoplasiques situées à l'intérieur. On les suit du reste facilement dans le chemin qu'elles ont parcouru pour pénétrer dans l'intérieur du vaisseau. A certains endroits, les cellules carcinomateuses de l'intérieur se sont insinuées entre les fibres lamineuses, les ont écartées les unes des autres. Il en résulte que le cercle des fibres rouges qui limite le vaisseau se trouve par places interrompu. La minceur de la paroi autorise à penser que ce sont là des veines. A d'autres endroits, il s'est fait au contraire une hémorrhagie : les globules ont suivi de dedans en dehors le chemin que les cellules carcinomateuses ont suivi ailleurs en sens contraire. Les divers noyaux des divers organes présentent la même structure que les noyaux du corps thyroïde. Il en est ainsi dans les ganglions cervicaux, le poumon, le rein, la rate, le cœur.

Dans le rein, la masse cancéreuse présente cette particularité de s'arrêter assez brusquement au contact du parenchyme sain. C'est à peine si quelques cellules s'insinuent entre les tubuli du voisinage pour les écarter. Cette disposition n'est-elle pas due à ce que le noyau néoplasique résulte d'une embolie, à ce que les éléments cancéreux se sont développés dans l'espace qu'occuperait un infarctus?

Réflexions. — Ce n'est pas au point de vue clinique qu'est intéressante l'observation qui précède; le malade n'a été observé que pendant très peu de temps.

Le diagnostic de cancer du corps thyroïde avait été des plus simples : la dureté de la plaque, son adhérence profonde, et surtout l'existence de ganglions superficiels indurés permettaient de reconnaître presque d'emblée la nature de la tumeur. Qu'on remarque seulement le défaut d'élévation de la tumeur au moment de la déglutition, particularité qu'explique bien son adhérence à la colonne cervicale par l'intermédiaire des ganglions dégénérés. Il n'y avait qu'une sorte de mouvement de bascule très limité.

Inutile d'insister sur la présence simultanée de tubercules et de noyaux cancéreux dans les poumons : la coexistence des deux diathèses ne paraît plus maintenant un fait surprenant et paradoxal.

La pneumonie trouvée à l'autopsie était manifestement lobaire, fibrineuse et non lobaire. C'était de la pneumonie vraie et non de la broncho-pneumonie; il est bon d'y insister, puisque l'un des pneumo-gastriques était englobé et même certainement modifié par le contact de la tumeur.

Si la théorie de Jürgensen est exacte, s'il est vrai que le grand danger de la pneumonie réside dans la dégénérescence du cœur, ce malade était fatalement condamné, puisqu'une notable partie du muscle cardiaque avait été détruite par le néoplasme.

Nous pensons qu'on peut, avec toute apparence de raison, se représenter la propagation de la tumeur comme le résultat d'embolies successives et d'implantations par étapes. La veine jugulaire gauche, adhérente à la tumeur, avait été envahie par elle. Des champignons cancéreux friables parsemaient sa surface interne. Elle était remplie d'un amas de détritus fibrineux en voie de désagrégation granuleuse. D'autre part, le ventricule droit du cœur était beaucoup plus atteint que le ventricule gauche, sa surface interne était couverte de bourgeons cancéreux, et ces bourgeons se continuaient à travers le muscle avec des plaques étendues de la pointe vers la base du cœur.

La prédominance de la lésion dans le ventricule droit ne porte-t-elle pas à penser que les particules emboliques des greffes cancéreuses étaient venues se fixer sur l'endocarde? Il est à remarquer que, dans l'endocarde du cœur gauche, on ne trouvait qu'un seul bourgeon carcinomateux venu, semble-t-il, de dehors en dedans, en continuité avec la plaque extérieure et situé dans l'oreillette, au-dessus de la mitrale.

Dans le poumon, les noyaux cancéreux se trouvaient réunis vers les bases; on n'en trouvait plus dans la moitié supérieure des poumons. Au niveau du hile, d'un côté comme de l'autre, il n'y avait point de ganglion dégénéré. N'est-ce pas là une raison de penser que ces noyaux du poumon étaient également d'origine embolique et qu'ils venaient, soit directement de la veine jugulaire, soit de la colonie implantée dans le ventricule droit?

Cette hypothèse est encore appuyée par les résultats de l'examen microscopique : on a trouvé les veines envahies par les cellules cancéreuses et remplies de fibrine, de globules rouges et de cellules néoplasiques. Ce qui s'était fait dans des vaisseaux de gros calibre semblait donc avoir pu se faire aussi dans les ramuscules veineux. On a rencontré, il est vrai, un noyau cancéreux dans le rein et un autre dans la rate ; mais le foie et le cerveau n'en présentaient aucun. Cette rareté des noyaux cancéreux dans le domaine de la grande circulation est à rapprocher de l'abondance de ces mêmes noyaux dans le ventricule droit et le poumon. Il ne faut pas oublier, du reste, qu'il existait, dans l'oreillette gauche, un bourgeon néoplasique, mais un seul.

Observation V.

(Due à M. De Brun, interne des hôpitaux. — Inédite.)
Sarcome du corps thyroïde. — Récidive.

La nommée Mamet (Caroline), âgée de 28 ans, couturière, entre le 4 décembre 1882, salle Sainte-Marthe, lit n° 13, à l'hôpital Saint-Louis, service de M. le Dr Péan.

Cette malade a déjà été opérée le 24 mai 1881, pour une tumeur du lobe gauche du corps thyroïde, dont le début remontait à trois ans. Cette tumeur avait augmenté très rapidement, et déterminé de vives douleurs lancinantes, en même temps qu'une gêne très notable de la respiration.

Deux mois après avoir été opérée, elle est sortie guérie de l'hôpital.

Mais, depuis le mois de mars dernier, la malade a constaté que de nouveau son cou augmentait de volume, sans toutefois que les douleurs soient revenues avec les mêmes caractères d'intensité que la première fois. On lui a donné du sirop d'iodure de fer, de l'iodure de potassium. On appliqua sur le cou des pommades. Mais tous ces moyens restèrent absolument inutiles.

Elle revient donc de nouveau à l'hôpital. Comme antécédents, elle raconte qu'elle est souvent indisposée et que surtout à chaque époque menstruelle, elle souffre beaucoup. Elle n'a pas fait de graves maladies antérieures. Son père est mort d'une affection cardiaque. Elle a quatre frères qui sont en très bonne santé.

Etat actuel.—En avant du cou, on constate une tumeur du volume du poing, irrégulière, bosselée, rénittente, dont le grand diamètre se dirige de haut en bas et de droite à gauche, elle dépasse à droite la ligne médiane de 5 centimètres, tandis qu'à gauche, elle la dépasse de 9 centimètres. Elle a à peu près 14 centimètres de diamètre transversal, tandis qu'elle n'en mesure que 8 suivant le diamètre vertical.

Inférieurement, elle descend jusqu'au sternum.

Supérieurement, elle dépasse par un lobule arrondi, de un travers de doigt la partie supérieure du larynx.

Elle n'est pas adhérente à la peau, mais adhère aux parties profondes : elle suit les mouvements d'ascension du larynx dans la déglutition.

L'état général est assez satisfaisant ; il y a peu d'amaigrissement les forces ne sont pas perdues.

Aucune autre manifestation. L'appétit est assez bon. Pas de dyspepsie.

La malade est encore à l'heure qu'il est à l'hôpital.

Observation VI.

(Due à l'obligeance de M. Callais, externe des hôpitaux. — Inédite.)

Le nommé Schuber, âgé de 51 ans entre le 27 septembre 1880, salle Ambroise Paré à l'hôpital Beaujon service de M. Lefort.

Les antécédents morbides de ce malade sont à peu près nuls. Pas d'antécédents syphilitiques ; pas de tumeurs antérieures à la région cervicale. Le père succomba à la suite d'un accident. La mère est morte de sénilité à 77 ans.

Il y a deux mois environ, ce malade constata au niveau du lobe gauche du corps tyrhoïde, une tumeur grosse comme une noisette, ne roulant pas sous le doigt. Elle augmenta rapidement de volume et trois semaines après son apparition, elle était déjà grosse comme la moitié d'une petite orange. C'est vers cette époque, que le malade commença à souffrir de son intumescence cervicale. Il ressentait des douleurs fort vives, partant du siège de la tumeur et s'irradiant vers l'épaule en se propageant d'un côté vers l'extrémité du bras gauche, de l'autre vers la nuque et vers toute la région postérieure de la tête. De plus, le malade ressentait quelquefois au moment de la déglutition, une sensation particulière de constriction qu'il attribuait à la tumeur venant buter contre son larynx. C'est quelques jours après avoir éprouvé ces symptômes qu'il entre à l'hôpital. La tumeur à ce moment était ovoïde, représentant assez une hypertrophie du lobe gauche du corps thyroïde. On fit une ponction capillaire. Elle ne donna issue à aucun liquide. Depuis cette époque, la tumeur augmenta de volume et gagna la partie médiane du corps thyroïde.

Le 6 novembre. Elle se présente sous la forme d'un prisme presque régulier dont une des arêtes suit le bord supérieur de la clavicule. Cette tumeur par rapport à l'axe du corps est inclinée de bas en haut et de dedans en dehors. Dans sa plus grande largeur, elle mesure 15 centimètres ; en hauteur 7 centimètres. Elle dépasse d'à peu près 1 centimètre l'axe du sternum à droite. Elle ne paraît ni plonger sous cet os, ni sous la clavicule. Elle fait corps avec la glande thyroïde, ce dont on peut s'assurer en faisant faire au malade quelques mouvements de déglutition. La peau est lisse, sans adhérences avec la tumeur, coloration normale. La palpation de la tumeur ne donne pas la sensation de la fluctuation ; cependant elle est molle au toucher et lisse. L'auscultation ne révèle aucun bruit de souffle. La déviation qu'imprime au cou la tumeur, lui donne l'aspect d'un S italique, surtout si l'on regarde du côté droit. Le malade éprouve toujours les douleurs névralgiques que nous avons signalées. Pas de dyspnée, pas de gêne dans la déglutition.

L'état général est bon. Cependant le malade maigrit depuis quelque temps. Il a perdu le sommeil régulier, étant réveillé par des accès de plus en plus fréquents de névralgie. Il n'existe pas d'engorgement ganglionnaire voisin. L'auscultation du cœur décèle un bruit de souffle au premier temps et à la base, ne se propageant pas dans les vaisseaux du cou. Celle de la poitrine laisse percevoir quelques râles sibilants et aux sommets quelques râles sous-crépitants fins. Le malade a une pointe de hernie, des paquets variqueux aux deux jambes.

Le 13. Depuis quelques jours, la tumeur a augmenté considérablement de volume. Deux points fluctuants sont manifestes : l'un à gauche, en arrière du sterno-mastoïdien ; l'autre à droite, au-dessus de la fourchette du sternum. On fait en ces deux points une ponction capillaire. Pas d'issue de liquide. L'état général toujours assez satisfaisant. Les douleurs névralgiques sont persistantes.

6 janvier. Séance d'électrolyse, durée : 6 minutes ; nombre d'éléments : 12. Le malade a maigri ; il se cachectise. Dyspnée, anorexie.

Le15. Injection interstitielle d'une demi-seringue de solution alcoolique de sulfate de zinc.

Les 18, 22 et 28. Idem.

Le 14. Ponction aspiratrice. Un peu de sang noir. Baudruche collodionnée.

Le 15. Légère hémorrhagie par le point ponctionné. Amidon et bandage roulé.

Le 27. Le malade s'affaiblit. Pas de sommeil. Douleur générale de toute la poitrine. Toux pénible. Expectoration visqueuse, verdâtre, haleine fétide, yeux excavés, amaigrissement très notable.

La tumeur déborde les plans de la face. Il y a deux points ramollis.

Si le malade essaie de dormir sur le côté droit, il éprouve tous les symptômes de compression des vaisseaux du cou. Aspect très cachectique.

Le 3 au soir : hémorrhagie abondante.

Le 4. Vers deux heures, nouvelle hémorrhagie moins abondante faiblesse excessive.

Le 5. Mort, probablement par œdème de la glotte.

Autopsie. — La tumeur paraît ramollie au toucher. Peau facilement disséquée à la partie supérieure. Adhérente inférieurement. Le cartilage thyroïde est à 1 centimètre en avant du sterno-mastoïdien droit. Ce muscle est un peu dévié en dehors.

Le tronc thyro-laryngo-facial très fortement dilaté est immédiatement en dehors et en arrière du cartilage thyroïde. Au-dessous, on tombe sur le sterno-thyroïdien et le thyro-hyoïdien droits qui ont accompagné le cartilage déplacé au-dessus et un peu en dehors et en arrière. Le lobe droit du corps thyroïde est normal comme coloration et comme volume, un peu jaunâtre cependant avec une artère thyroïdienne supérieure épaissie, amplifiée.

Le cléido-hyoïdien, l'omo-hyoïdien sont étalés, soulevés déviés à droite, mais déviés pourtant à gauche du cartilage thyroïde dévié. Les fibres musculaires sont dissociées, lâchement unies.

Le conduit laryngo-trachéal est dévié à droite, il forme une courbe concave à gauche.

Du côté gauche, le sterno mastoïdien est aussi dévié, soulevé, talé, infiltré, altéré, très difficile à séparer de la tumeur. Les muscles hyoïdiens de ce côté sont infiltrés, étalés, difficiles à reconnaître.

La tumeur est adhérente à la clavicule droite, et surtout à la gauche. Œdème de la glotte. Tumeur excessivement ramollie, contenant des caillots, bouillie lie de vin.

Adhérences entre le diaphragme et le poumon droit. Le poumon gauche est parfaitement sain.

La rate pèse 245 grammes, elle est grosse, adhérente. Il y a des traces de péri-splénite.

Le foie hypertrophié, dévié en bas déborde de 15 centimètres le rebord des côtes. La vésicule biliaire dépasse l'ombilic. La moitié droite de la face inférieure du diaphragme présente des traces de péri-hépatite.

Poids 2,080 grammes. Foie gras.

L'estomac est rempli de liquide verdâtre. Encéphaloïde type à la base et à la face pariétale de la plèvre droite, entre la plèvre et la paroi costale. Epanchement séro-sanguinolent dans la plèvre droite : 1 litre environ. Les reins sont gros.

Caillots fibrineux dans l'oreillette droite. Dans l'intestin on sent des noyaux manifestement indurés, qui expliquent la gêne du malade pour aller à la selle.

Observation VII.

Tumeur cancéreuse du corps thyroïde. — Propagation au larynx.
(Par M. Gilbert Ballet, interne des hôpitaux.)

Marie Egaz, âgée de 59 ans, couturière, entrée le 8 février 1878, à l'hôpital Saint-Louis service de M. le Dr Péan.

La mère de la malade est morte d'un catarrhe bronchique.

Son père a succombé à un cancer de l'estomac qui aurait duré pendant dix ans (1).

Bonne santé habituelle, fréquents maux de tête. Depuis dix ans eczéma généralisé qui disparaît par intervalle et récidive. Réglée à 13 ans. A eu trois enfants à terme. Règles ont disparu il y a quatre ans (?).

Il y a trois mois la malade s'est frappée la tête contre un clou. C'est à cette époque que, pour la première fois, elle a vu apparaître au cou « deux petites glandes. » Ces deux petites tumeurs sont restées stationnaires pendant un mois et demi. Il y a cinq semaines leur volume s'étant rapidement accru, la malade est allée consulter un médecin. A cette époque : vives douleurs de tête, pas d'étouffements. Depuis ce moment la tumeur aurait peu augmenté, mais la malade à commencé à éprouver des crises de suffocation, la voix est devenue enrouée et la dysphagie est apparue.

Etat actuel. — (8 février.) La malade est pâle, amaigrie. Elle a perdu ses forces.

Il existe une dysphagie très prononcée. Impossibilité d'avaler les aliments solides. Nous faisons mâcher une boulette de mie de pain, grosse comme une petite noisette. La patiente essaye de l'avaler; elle est prise d'un accès de toux et la rend. Cette dysphagie serait survenue depuis cinq semaines. La malade prétend qu'avant cette époqne elle mangeait bien. Le bouillon et la tisane passent quoiqu'avec quelque difficulté. Le tapioca n'est dégluti que très difficilement.

La malade eprouve des douleurs spontanées de chaque côté du cou, surtout à gauche. De ce côté les douleurs s'irradient à la tête et surtout derrière l'oreille. En ce point elles sont franchement lancinantes. Elles se propagent aussi à la région acromio-claviculaire, et à la nuque. Dans cette région elles ont le caractère de « pincement. »

Ces douleurs ne sont pas continuelles et se manifestent surtout le soir. La pression ne provoque pas de souffrances sur la région antérieure du cou. A droite, la douleur provoquée existe, mais peu vive. A gauche, au contraire, elle est très prononcée. La voix est enrouée comme à demi-voilée. Cet enrouement est continu, mais diminue à certains moments pour augmenter à certains autres. L'inspiration est bruyante, l'expiration un peu forte, mais moins retentissante que l'inspiration. Parfois il se manifeste un cornage très marqué. La malade se plaint d'une dyspnée très vive. De temps en temps, elle est prise de crises de suffocation. La salivation est abondante. Pas de crachements de sang. La patiente accuse une sensation de froid du côté gauche de la face.

A l'inspection du cou, on découvre une tumeur occupant la région sous-laryngée. Cette tumeur est très volumineuse à gauche, beaucoup moins à droite et en avant. Elle est dure, un peu élastique, à surface irrégulière, indépendante de la peau, le larynx, tout en ayant gardé une certaine mobilité, présente cependant des mouvements ascensionnels moins marqués qu'à l'état normal.

La saillie du cartilage thyroïde est en partie dissimulée par la présence de la tumeur. La trachée paraît déviée à droite.

La dyspnée étant extrême, les crises de suffocation se rapprochant, nous croyons urgent de pratiquer la trachéotomie avec l'aide de notre collègue M. Audouart. Après avoir procédé à l'incision cutanée sur la ligne médiane, nous tombons sur une masse lardacée qui se laisse couper avec facilité et donne peu de sang. La trachée rejetée vers la droite, n'est trouvée qu'avec difficulté, après de longs tâtonnements. Après l'introduction de la canule, la malade respire aisément; elle passe bien la journée. Le lendemain 9, elle s'affaisse et elle succombe dans la soirée du 11 février.

Autopsie. — Il ne nous a pas été possible de pratiquer l'autopsie complètement, nous avons dû nous borner à enlever le larynx et les parties avoisinantes.

En avant de la trachée existe une tumeur irrégulière, présentant deux lobes, dont le gauche est beaucoup plus volumineux que le droit. Sur la partie médiane nous retrouvons les traces de l'incision que nous avons été obligés de faire dans le tissu même de la tumeur pour arriver à la trachée. Cette tumeur est développée aux dépens du corps thyroïde. Le lobe gauche a le volume d'une petite orange, le droit, celui d'une noix. Les parties sont tellement déformées, que ce n'est qu'après une dissection, minutieuse et par voie d'élimination que nous arrivons à conclure que nous sommes en présence d'une tumeur de la glande thyroïdienne. Le tissu en est lardacé, anfractueux. Dans une de ces anfractuosités, à gauche, nous trouvons une concrétion calcaire ovoïde, du volume d'une grosse amande.

Les ganglions du cou, de chaque côté de la trachée et du larynx, sont dégénérés et font corps avec la tumeur. La carotide primitive gauche, logée au milieu de la masse indurée, lui est adhérente dans sa partie supérieure. A ce niveau les parois de l'artère paraissent, à l'œil nu, atteintes de dégénération. Elles sont plus friables qu'à l'état normal. Le calibre du vaisseau est un peu inférieur à celui de l'artère du côté opposé. Cet état anormal de la carotide pourrait peut-être expliquer la sensation de froid que la malade accusait du côté gauche de la face.

Le pneumo-gastrique gauche est, lui aussi, compris dans la masse de la tumeur. Il ne lui est pas adhérent, mais paraît un peu comprimé. L'œsophage est aplati, on n'y fait passer qu'avec difficulté le manche d'un porte-plume. Les parois sont d'ailleurs saines.

Le larynx fait corps avec la masse cancéreuse. En l'examinant, nous constatons dans ses parties supérieures des lésions secondaires, que M. le Dr Ch. Fauvel avait reconnues du vivant de la malade, par l'examen laryngoscopique et qui sont exactement mentionnées dans le compte rendu que ce dernier a bien voulu nous remettre. Les replis aryténo-épiglottiques, les cordes vocales supérieures, surtout la droite, sont œdématiés. Dans la partie sous-glottique, on découvre deux plaques blanchâtres, comme lardacées de la largeur d'une pièce de un franc, intéressant la muqueuse et les tissus sous-muqueux. Entre ces plaques, blanchâtres, et à leur périphérie, la muqueuse est violacée, mais présente une consistance normale.

L'examen microscopique de la tumeur, que nous n'avons pas eu le temps de pratiquer, sera fait ultérieurement. Nous sommes dores et déjà autorisés à conclure, d'après l'examen microscopique des lésions, que nous avons eu affaire à un cancer ayant envahi le corps thyroïde et le larynx inférieur.

La tumeur paraît avoir eu la glande pour point de départ. Les lésions cancéreuses qu'on observe dans le larynx, vu leur peu d'étendue, ne sont bien évidemment que consécutives.

Observation VIII.

MM. Cornil et Ranvier ont observé dans le service de M. le professeur Bouillaud suppléé par M. Hayem le cas suivant :

Un malade chez qui on avait diagnostiqué pendant la vie un épithéliome de l'œsophage présenta à l'autopsie des bourgeons mous, infiltrés de suc laiteux, développés dans le tissu conjonctif du cou, et faisant saillie sous la muqueuse œsophagienne soulevée et amincie à leur niveau : ce tissu conjonctif infiltré de grandes cellules à noyaux volumineux et à nucléoles brillants ressemblait complètement au tissu du carcinome encéphaloïde, à cette différence près, qu'il n'y avait pas d'alvéoles réguliers ni de néoformation de tissu conjonctif et qu'il s'agissait uniquement d'une infiltration du tissu préexistant par des cellules volumineuses. Le corps thyroïde présentait, à ce même niveau, une dégénérescence de son tissu qui était infiltré de suc laiteux contenant les mêmes cellules volumineuses.

L'examen fait, après durcissement de la pièce, a montré que les parties dégénérées du corps thyroïde présentaient la même disposition générale que les parties saines, et que la néoformation consistait dans une transformation in situ des cellules épithéliales des follicules en de grosses cellules claires munies de noyaux et de nucléoles volumineux. Dans la plupart des follicules altérés, ces cellules sont disposées en une seule rangée ; elles sont plus longues que larges, parallèles entre elles et implantées sur le tissu cellulo-vasculaire qui circonscrit les follicules. Elles ont une forme irrégulièrement cylindrique et leurs gros noyaux ovoïdes sont dirigés dans le même sens. Sur d'autres follicules elles forment plusieurs couches et il y a une desquamation de ces grosses cellules dans la cavité du follicule.

La paroi de ces follicules présente souvent une ou plusieurs végétations cellulo-vasculaires minces qui y font saillie et qui sont recouvertes par une couche des cellules précédentes.

Le centre de ces végétations présente des cellules embryonnaires de même que le tissu conjonctif périfolliculaire. Toutefois, cette néoformation est peu abondante et les cloisons interfolliculaires ne sont pas épaissies. A la limite de l'implantation des cellules épithéliales sur le tissu cellulaire, on remarque une couche de cellules aplaties, à noyau plat, qui sur les sections minces, font l'effet de cellules en fuseau.

On pouvait suivre très facilement sur toutes les préparations le passage des follicules normaux au degré le plus élevé de l'altération. Les cellules des follicules normaux s'hypertrophient dans tous les sens, la substance colloïde contenue dans la cavité du follicule diminue peu à peu et finalement est résorbée complètement lorsque les cellules épithéliales sont devenues très volumineuses, et se détachent de la paroi pour devenir libres dans la cavité.

Ces follicules altérés forment des îlots où la dégnérescence est visible à l'œil nu; mais même dans ces îlots qui sont le plus malades, on peut voir encore des follicules presque normaux, dont les cellules sont peu hypertrophiées et qui possèdent encore de la substance colloïde. La même cloison cellulo-fibreuse, qui sépare deux alvéoles, présente souvent d'un côté une rangée de cellules normales ou presque normales, de l'autre une rangée de grosses cellules.

Ce mode de développement de la tumeur se rapproche du carcinome du poumon pour ce qui concerne son origine aux dépens des cellules épithéliales préexistantes dans les cavités normales de l'organe. Les végétations qui font saillie dans l'intérieur des follicules et qui se recouvrent de cellules nouvelles sont l'analogue de ce qu'on observe dans les conduits galactophores compris dans les tumeurs du sein.

Quant à ce qui concerne la nature de la tumeur, nous la regardons comme un épithéliome dans lequel les cellules préexistantes hypertrophiées et formées en abondance sont cylindriques quand elles sont en place, mais irrégulièrement polyédriques ou rondes quand elles sont libres.

Comme, en outre, la néoplasie du tissu conjonctif ne reproduit pas la forme de tubes tapissés de cellules cylindriques, mais consiste simplement dans une infiltration de grosses cellules entre les fibres du tissu conjonctif, on ne peut pas en faire un épithéliome à cellules cylindriques. Il est d'un autre côté difficile de classer cette tumeur dans le carcinome, parce que les néoformations du tissu conjonctif ne présentent pas l'aspect régulier de la trame du carcinome.

C'est une forme d'épithéliome intermédiaire aux types qui nous ont servi à établir la classification des tumeurs. Il faut bien savoir, en effet, que certains faits isolés de tumeurs ne rentrent pas absolument dans la description d'un type défini, et qu'ils établissent le passage d une variété à une autre.

Observation IX (In thèse de Boursier).

Extirpation d'un goitre cancéreux. Mort. (Observation communiquée par M. le professeur Trélat et rédigée par M. Duplaix, interne du service.)

Le nommé Pauthier (Elisée), âgé de 37 ans, cultivateur, entre le 4 février 1880, dans le service de M. le professseur Trélat, à l'hôpital de la Charité, salle Saint-Jean, lit n° 10.

Cette homme habite la campagne, et dans son pays il n'y a jamais eu de goitreux. Nous n'avons relevé chez lui aucun accident diathésique quelconque, et en fait de maladies graves antérieures nous n'avons trouvé que la fièvre typhoïde à l'âge de 18 ans.

Il y a une dizaine d'années il aurait été piqué au cou par un insecte et depuis il aurait toujours conservé une petite tuméfaction de la grosseur d'une noisette au niveau de la piqûre.

Au mois de février 1879, il remarqua un gonflement notable au niveau de la région antérieure du cou, immédiatement au-dessus de la fourchette du sternum,

A cette époque, cette tumeur avait déjà le volume d'un œuf de poule ; elle avait évolué lentement, sans causer de douleurs, et ne provoquait qu'un peu de gêne des mouvements, mais depuis ce moment le volume de la tumeur augmenta rapidement et, au bout de six mois, il était assez considérable pour déterminer des symptômes graves de compression des organes du cou.

Depuis six mois, en effet, le malade accuse des maux de tête continuels localisés à droite ; les douleurs vives, lancinantes, s'accompagnent de lourdeur du même côté, et souvent de bouffées de chaleur; aucun phénomène douloureux ne s'observe du côté gauche, et tout semble limité à droite. La face du même côté et l'oreille correspondante sont plus rouges, que les mêmes parties du côté gauche, et à la palpation il semble que la température soit plus élevée à droite qu'à gauche.

A chaque instant il survient des éblouissements, des vertiges et des bourdonnements dans les oreilles, phénomènes qui s'accompagnent le plus souvent de sueurs froides abondantes.

Les pupilles sont égales.

Les battements de cœur sont plus forts et plus fréquents qu'à l'état normal; le pouls donne 100 pulsations par minute. Quant aux mouvements respiratoires ils sont au nombre de 22 par minute; enfin la température ne s'élève pas au-dessus de la normale. Prise matin et soir pendant trois jours consécutifs, elle a oscillé entre 37,4 et 37,8.

Il existe une dyspnée continuelle, mais avec des exacerbations pendant la nuit ou quand le malade reste couché un peu longtemps sur le dos. Dans ces conditions il est pris subitement de suffocation, mais celle-ci disparaît dès qu'il s'asseoit sur son lit.

Si nous auscultons la poitrine, nous trouvons le murmure vésiculaire diminué dans les deux poumons; il s'accompagne de râles nombreux et ronflants, au niveau du rachis et entre les deux épaules on entend faiblement un ronchus qui est au contraire très nettement perçu au niveau de la région latérale gauche du cou, depuis le creux sus-claviculaire jusqu'à la mâchoire inférieure. C'est un bruit de cornage très accentué et dont l'intensité augmente dans les grands mouvements respiratoires.

La voix est altérée, elle est rauque, bitonale. Enfin signalons pour terminer une salivation très abondante avec une dysphagie assez marquée.

Si nous examinons la tumeur, nous voyons de suite une masse énorme qui dépasse le volume d'une tête de fœtus à terme, et un prolongement, qui, de la tumeur médiane, se porte en haut et sur les côtés pour envahir toute la région latérale droite du cou et même la région parotidienne, tandis qu'en avant les régions sus et sous-hyoïdiennes ont complètement disparu. La région latérale gauche du cou est absolument saine; du moins, on ne sent par le palper aucun prolongement de la tumeur ayant envahi cette région.

Arrondie en avant, la tumeur se moule en arrière sur les organes de la région cervicale; la peau n'est pas altérée et glisse bien sur la masse sous-jacente; cependant elle présente sur la partie moyenne une coloration d'un rouge vineux assez marqué. Lisse et non bosselée en avant, elle présente au contraire des bosselures au niveau de son prolongement latéral, que la palpation peut séparer, quoique difficilement, de la masse principale. La pression donne une sensation d'élasticité, de rénitence en avant, et sur le prolongement une sensation de mollesse assez accusée. On trouve aussi par places quelques points fluctuants.

Les muscles de la région sous-hyoïdienne et le sterno-mastoïdien sont refoulés en dehors et semblent fortement aplatis. Quand on fait fléchir la tête au malade pendant qu'on la maintient dans l'extension, on voit le muscle sterno-mastoïdien se contracter et former une bride qui divise la tumeur en deux parties en laissant la plus grosse à gauche. Pendant cette manœuvre on voit aussi la jugulaire externe faire saillie et se dessiner sous la peau du même côté.

Le larynx est fortement repoussé à gauche et l'on voit très bien la saillie formée par le cartilage thyroïde qui est porté en haut et à gauche sous la mâchoire inférieure. De plus en faisant faire au malade des mouvements de déglutition, on sent la tumeur suivre le larynx dans les mouvements. Enfin signalons ce fait, que jamais, à aucun moment, la tumeur n'a été douloureuse, elle a évolué sourdement, assez vite et sans réaction douloureuse locale.

L'état général du malade est assez mauvais ; il a beaucoup maigri depuis quelques mois, l'insomnie est habituelle, mais l'appétit est encore assez bon.

8 février. Ponction exploratrice qui ne donne aucun résultat.

Le 12. M. le professeur Trélat pratique l'extirpation de la tumeur. Une incision verticale est faite sur toute la hauteur de la tumeur médiane, la peau est séparée de la masse rofonde qui est développée aux dépens des lobes médian et latéral droit du corps thyroïde. On trouve les muscles latéraux du cou aplatis et considérablement amincis.

La dissection est faite facilement, et à l'aide d'instruments mousses et des doigts ; une partie des adhérences ont été rompues par traction. Pendant cette dissection il se produit des phénomènes d'asphyxie menaçants qui nécessitent la trachéotomie. Un aide a été obligé de maintenir la canule en place pendant le reste de l'opération. Ligatures assez nombreuses, le malade a perdu peu de sang. Une ligature est faite à l'union du lobe latéral gauche du corps thyroïde et de la tumeur qui est facilement enlevée.

La masse ganglionnaire a été laissée en place avec un drain dans son épaisseur. Le poids de la tumeur était de 500 grammes et elle a été vidée d'une partie de son contenu pendant l'opération.

Le soir de l'opération le malade est très agité, il a de la fièvre. T. 40, P. 130.

Le 13. Oppression constante; la plaie a bon aspect, mais la fièvre continue. Le malade se plaint de souffrir en avalant, du reste il ne boit qu'un peu de lait ou de bouillon froid. Matin : T. 38,2 P. 110; soir : T. 39,6. P. 130.

Le 14. L'état général du malade est mauvais: l'oppression est très forte, les mouvements respiratoires sont courts et précipités; la face est un peu cyanosée et la fièvre très grande. Matin : T. 38,2. P. 116; soir : T. 39° P. 126.

Le 15. Le malade a succombé pendant la nuit.

Autopsie. — Un peu de liquide dans la cavité pleurale gauche. Les deux poumons sont fortement congestionnés, ils crépitent bien sous le doigt dans toutes leurs parties. La coupe donne un écoulement de mucosités épaisses, mêlées à du sang noir. Il n'y a nulle part de points hépatisés. Les grosses, moyennes et petites bronches sont aussi remplies de mucosités, et présentent une rougeur très intense de toute la membrane muqueuse; quelques parcelles de la tumeur sont trouvées dans les grosses bronches.

La trachée est petite, molle et se déchire facilement; les anneaux cartilagineux sont excessivement minces et très peu résistants. Elle présente deux ouvertures, l'une due à la trachéotomie de 0,03 environ d'étendue l'autre, à droite, plus petite, a une longueur de 0,02 environ.

La masse ganglionnaire enlevée présente à la coupe le même aspect que la tumeur principale; elle a des connexions intimes avec les vaisseaux et nerfs du cou, mais ces organes sont absolument sains. Le lobe gauche du corps thyroïde est un peu augmenté de volume, et présente à la coupe un aspect grisâtre; de plus, il a une consistance plus dure qu'à l'état normal. Tous les autres organes sont sains.

Examen histologique (d'après une communication orale de M. Malassez).— La plus grande partie de la tumeur est formée par un stroma de nature conjonctive dont les travées de dimension variable séparent des alvéoles arrondies ou ovalaires plus ou moins allongées. Quelques-unes sont tout à fait longitudinales. Ces alvéoles sont remplies par des masses cellulaires se moulant sur leurs parois. Chaque masse est constituée par une agglomération de cellules aplaties, à protoplasma granuleux, ayant chacune au moins un noyau et un nucléole volumineux ; certaines plus considérables, ont des noyaux multiples et de nombre variable. Ce sont là des éléments épithélioïdes.

Par places, ces alvéoles ne sont pas remplies par les masses cellulaires, et on trouve alors leurs parois tapissées par un revêtement plus ou moins épais de cellules réduites parfois à une seule couche. On trouve là des formes bizarres et irrégulières d'épithélium désignées par M. Malassez sous le nom d'épithéliums métatypiques. En certains endroits ces épithéliums se continuent manifestement avec des bourgeons cellulaires pleins qui s'enfoncent dans le stroma.

Sur d'autres points, il y a des modifications notables de ce stroma. Les cloisons conjonctives se réduisent à un simple réticulum de travées excessivement ténues. Alors, les alvéoles communiquent largement les unes avec les autres, et il semble que la tumeur soit uniquement constituée par les masses cellulaires.

De plus, dans l'épaisseur des travées, grosses et moyennes, on trouve des vaisseaux assez nombreux dont quelques-uns relativement volumineux.

On peut donc conclure qu'il s'agit ici d'un *carcinome du corps thyroïde*, de l'espèce macroscopique dite encéphaloïde. Ce carcinome paraît s'être développé aux dépens de l'épithélium, et d'après les différents aspects des préparations, on peut, dit M. Malassez, suivre pour ainsi dire le développement complet de la tumeur.

Il y aurait d'adord prolifération exagérée de l'épithélium. Celui-ci bourgeonne parfois à l'intérieur des cavités normales, mais le plus souvent envoie dans la trame conjonctive, qui prolifère elle aussi, des bourgeons épithélioïdes pleins, cylindriques, plus ou moins allongés, s'entrecroisant en tout sens. Leur coupe donne, suivant leur inclinaison, les masses cellulaires arrondies, ovalaires ou allongées. La coupe des faisceaux conjonctifs qui les sépare fournit le stroma interalvéolaire, dont le développement est en sens inverse de celui des masses cellulaires.

Enfin, çà et là, on retrouve le tissu normal du corps thyroïde refoulé et atrophié. Les follicules sont aplatis, déformés et sur certains d'entre eux on peut voir le début des altérations épithéliales. Le tissu conjonctif qui les sépare est notablement hypertrophié.

Observation X.

Cancer du lobe gauche de la glande thyroïde. — Oblitération de la veine jugulaire interne gauche. — Ulcération de la trachée artère. — Ulcération et perforation de l'œsophage et de l'artère carotide primitive gauche. — Hémorrhagie interne. — Mort.

(Observation recueillie par M. Poumet.)

La malade qui fait le sujet de cette observation était âgée de 56 ans; elle entra à la Pitié le 7 décembre 1836, pour une tumeur qu'elle portait au cou à sa partie antérieure un peu latérale gauche et s'étendant depuis l'os hyoïde jusqu'à la fourchette sus-sternale. Cette tumeur était dure, indolente au toucher, sans résistance ni battement, sans coloration ni chaleur, sans bosselures, fortement et uniformément comprimée en avant par la peau, qui ne glisse plus aisément, par les aponévroses et les muscles sous-hyoïdiens. Cette femme se plaignait d'éprouver de la difficulté, mais non de la douleur, pendant la déglutition dont les mouvements s'exécutent incomplètement et avec lenteur. La respiration aussi est gênée. Sophie Alons accuse trois mois de maladie; mais sans pouvoir préciser au juste l'époque du début. L'affection a marché lentement, et n'a jamais été le siège de douleurs vives, aiguës lancinantes, passagères ou continuelles. En résumé la malade ne s'inquiète nullement; c'est la durée obstinée de cette tumeur qui l'a conduite à l'hôpital. Interrogée sur les antécédents, elle a répondu être née en Auvergne, mais ne connaît aucun de ses parents en ligne ascendante ou collatérale qui soit goitreux ou crétin. La mémoire est bien conservée et les facultés intellectuelles sont assez développées pour qu'on puisse ajouter foi à son dire.

Du 8 au 12 décembre, on prescrivit des frictions avec le calomel et l'axonge; répétées trois fois dans les vingt-quatre heures. Aucun soulagement ne suivit cette médication. La difficulté de respirer alla en augmentant.

Du 12 au 16, trente sangsues en deux fois furent appliquées sur la tumeur; même état stationnaire.

Le 16, à l'aide d'un trocart capillaire, on fit sur la ligne médiane au milieu de la tumeur, une ponction exploratrice. La canule qu'on eut de la peine à introduire pénétra de cinq à six lignes seulement et donna issue à deux cuillerées à café d'un liquide jaune, filant, visqueux, inodore. L'ouverture fut ensuite, à l'aide du bistouri, convertie en une incision verticale d'un demi-pouce de longueur. Cette évacuation soulagea la malade.

Du 18 au 26, il survint autour de l'incision un érysipèle peu intense qui s'étendit à toute la tumeur, mais ne dépassa point ses limites. 30 sangsues appliquées en deux fois arrêtèrent l'affection cutanée, et amenèrent du soulagement dans l'état de la malade,

Du 18 jusqu'au jour de la mort, l'incision donne issue à de petites masses de matières jaunâtres, abondantes, comme granulées, de consistance crayeuse et d'une extrême fétidité, analogues à celles qu'exhalent, lorsqu'on les écrase, ces concrétions jaunâtres granulées, que fournissent les amygdales ; en même temps l'haleine prit et conserva jusqu'à la fin ce dernier caractère. La malade n'a jamais rien crachée, rien vomi de semblable à ce qui sortait par l'incision. Jamais non plus les matières alimentaires ne sont sorties par là ; parfois on y voyait bouillonner et crever quelques bulles d'air. Cette femme, à cause de l'écoulement continuel que fournissait l'incision, fut obligée de garder le lit, l'appétit se perdit, les forces diminuèrent et la difficulté de respiration fit de nouveaux progrès.

Le 27 au matin la malade était dans le même état que les jours précédents, lorsque vers la fin de la visite elle appela pour montrer quelques gouttes de sang qui venaient de couler en bavant par l'incision. C'est la seule fois qu'il en soit sorti ; on y fit peu d'attention. Dans la journée Sophie Alons cracha et vomit du sang, s'affaiblit, pâlit considérablement et très vite. Le soir, à la visite, sur les cinq heures, je la trouvai couchée sur le côté droit, mourante, et présentant tout les symptômes d'une hémorrhagie interne. Le lendemain, 28, à 2 heures du matin, elle rendit le dernier soupir.

Quel était le vaisseau artériel ou veineux qui s'était rompu ? Quelle cavité avait reçu le sang ? Je cherchai et recherchai jusqu'après l'autopsie. Mais si l'on avait eu le moindre soupçon de la propagation du mal aux organes environnants, en comparant de chaque côté les battements des artères carotides primitives au-dessus et au-dessous de la tumeur ; en comparant aussi ceux des artères faciales, temporales, auriculaires postérieures ; en se rappelant que l'incision avait, la veille au matin, et la veille seulement, fourni quelques gouttes de sang ; que la malade, dans la journée de la veille, et cette fois-là seulement, en avait craché et vomi, n'aurait-on pas pu arriver à diagnostiquer la cause et le siège de cette hémorrhagie ? Malheureusement, trop tard, il est vrai, pour Sophie Alons, mais à temps pour une autre affection semblable, affection que la ligature de la carotide primitive faite au-dessus et au-dessous du point de contact de la tumeur, pourrait sinon guérir, au moins modifier et ralentir ; mais le but principal de cette opération serait de prévenir la lésion et la rupture consécutives de l'artère, et une hémorrhagie mortelle.

La *péricarde* et le cœur n'ont rien présenté de particulier : les *deux poumons* sont libres d'adhérences, légers, crépitants, un léger engouement cadavérique a donné, à leur base, un peu de rougeur et moins de légèreté.

Les *grosses bronches*, et jusqu'aux divisions de 3e ordre tout au plus, sont remplies d'un liquide rouge, vermeil, spumeux, mais ne pénétrant pas dans les bronches d'un calibre inférieur ; la muqueuse présente une coloration due à la présence du sang. Cette coloration se serait-elle en allée au lavage ? Je le pense, puisque cela eut lieu pour la trachée-artère que je pus examiner chez moi, à mon aise ; mais à Clamart, par une forte gelée, faute d'eau, je ne pus le vérifier sur les bronches, non plus que sur le tube intestinal.

L'*estomac* est très distendu, mais non météorisé ; il est pesant, et contient, dans son intérieur, 18 ou 20 onces d'un sang noir caillé, non fibrineux, teignant légèrement sa face interne ; la muqueuse, partout de bonne consistance, est dans toute son étendue enduite d'une couche épaisse de mucus coloré par le sang. Point d'ulcérations, pas même d'inflammation.

Le *duodénum* et les 8 ou 10 premiers pieds de l'intestin grêle sont également distendus, mais moins que l'estomac, proportion gardée et relative à leur capacité respective ; ils sont remplis par un sang noir, caillé, en tout semblable à celui trouvé dans l'estomac et en aussi grande quantité. Le reste du tube intestinal ne contient plus de sang.

La pièce d'anatomie pathologique enlevée, disséquée et examinée avec soin a présenté les altérations suivantes :

Des deux côtés la *peau* du cou est extrêmement tendue et ne peut plus glisser sur la tumeur; la couche de tissu cellulaire sous-cutané a disparu, on ne retrouve plus de traces de muscles peauciers; les sterno-hyoïdiens, sterno-thyroïdiens, des deux côtés, le sterno-mastoïdien gauche sont aplatis, élargis, éraillés, et, à l'exception de ce dernier, à cause de son plus gros volume, confondus dans l'épaisseur de la paroi antérieure de la tumeur. Les organes similaires, situés plus profondément, ont été examinés comparativement des deux côtés, et trouvés à l'état normal et sains à droite. Les désordres étaient tous à gauche.

La veine *jugulaire interne* gauche est oblitérée au niveau du lobe gauche de la glande thyroïde et fait corps avec la tumeur. Le cordon imperméable qui en résulte est dévié et placé en dedans et en avant de la carotide primitive.

Le nerf pneumo-gastrique gauche est placé derrière la veine, en dedans et en devant de l'artère. Au point où la tumeur et l'artère carotide primitive gauche se touchent et ont contracté des adhérences solides, le nerf de la huitième paire est enveloppé par une masse dure, blanche, allongée, de nouvelle formation et qui réunit la tumeur aux artères et aux nerfs environnants. Au-dessus et au-dessous de ce point de confusion de tous les tissus, le nerf pneumo--gastrique n'a pas visiblement augmenté de volume.

L'œsophage a un calibre égal dans toute sa hauteur; à deux pouces au-dessous de l'os hyoïde, sa face antérieure est ulcérée, perforée, suivant une direction verticale, dans une hauteur de 7 lignes et une largeur de 12; les bords de cette ouverture sont inégaux, dentelés, de couleur ardoisée; la perforation de l'œsophage répond à la paroi postérieure du lobe gauche de la glande thyroïde, paroi qui, elle-même perforée dans la même étendue et direction, fait communiquer l'intérieur de la tumeur avec la cavité du conduit œsophagien.

Huit ou dix ossifications de forme et grandeur lenticulaires, existent à la face interne de la crosse de l'aorte.

La carotide primitive gauche ne présente d'altération qu'à son point de tangence avec la tumeur au-dessus, au-dessous et même au niveau de la tumeur; mais à sa paroi latérale elle est saine.

Au point indiqué, la paroi latérale interne est ardoisée, ulcérée, perforée, comme déchirée, à bords inégaux très mobiles. Cette perforation, longue de 9 lignes, située au côté interne et un peu antérieur de l'artère, correspond à la paroi interne de la glande thyroïde.

La moitié latérale gauche de la glande est revêtue de sa membrane d'enveloppe considérablement épaissie, en avant surtout, par l'addition successive des couches musculaires, aponévrotiques, cellulaires, adhérentes entre elles. Au milieu de cette poche, la glande est libre, flottante, adhérente par un pédicule implanté sur la paroi postérieure et supérieure; au-dessus de la perforation œsophagienne, elle est réduite au volume d'une noix; son centre est dur, blanchâtre, lardacé, squirrheux, mais sa périphérie est entourée par une couche de matières semblables à celles qui, pendant la vie, s'échappaient par l'incision faite aux téguments.

La trachée-artère, à sa face antérieure et latérale gauche, présente deux points ardoisés ulcérés, non perforés et situés entre les 1er, 2e, 6e et 7e cerceaux cartilagineux. Au-dessus et au-dessous, la trachée est saine. Ce n'est donc point par là, puisqu'il n'y avait point de perforation, qu'arrivait l'air qui sortait par l'incision ; ces bulles étaient dues à celui qui s'introduisait dans la tumeur par l'incision elle-même, puis aux gaz qui, par la perforation de l'œsophage, remontaient de l'estomac.

Observation XI.

Goitre cancéreux suffocant. Trachéotomie. Mort huit jours après l'opération.

(In thèse de Boursier, agrég. 1880. — Par M. Poncet, chirurgien en chef de l'Hôtel-Dieu de Lyon.)

Mme P... âgée de 46 ans, brune, de taille au-dessus de la moyenne, bien réglée. Santé antérieure bonne. Il y a vingt-cinq ans, lorsqu'elle habitait la Breye, elle a eu quelques accès de fièvres intermittentes.

Depuis plusieurs années, elle s'était aperçue de l'augmentation du volume de son cou, mais elle n'en avait jamais été incommodée jusqu'à ces derniers mois. Grâce à une médication iodurée intra et extra, l'hypertrophie thyroïdienne avait diminué à diverses reprises. Au mois de janvier 1880, l'augmentation de volume fut notable ; la malade était facilement essoufflée ; en même temps, le timbre de sa voix s'altérait; elle éprouvait en outre quelques douleurs spontanées s'irradiant surtout dans la région cervico-faciale gauche.

Médication iodurée, pas d'amélioration.

L'état local avait empiré, les troubles fonctionnels étaient beaucoup plus marqués, et lorsque M. Poncet fut appelé en consultation, on constatait le 15 mars, deux mois environ après le début des accidents, les particularités suivantes : cou élargi, uniformément augmenté de volume. Hypertrophie de la glande thyroïde, surtout des deux lobes latéraux, le droit est un peu plus développé que le gauche. La glande a 7 ou 8 fois son volume normal : il n y a ni saillies, ni bosselures. Il n'y a pas le moindre doute sur le siège de la tumeur qui dessine la glande et qui est entraînée dans les mouvements de déglutition. La peau a sa couleur normale, le système veineux du cou n'offre rien de particulier. La consistance est à peu près égale ; elle est résistante, à la palpation on a une sensation de fausse fluctuation. La trachée est manifestement refoulée à droite.

Comme symptômes fonctionnels, la malade accuse de l'insomnie, une céphalée presque continuelle ; elle a beaucoup maigri ; elle ne meut la tête qu'avec peine, les mouvements augmentant les douleurs. Elle a épuisé tous les narcotiques. La respiration est difficile ; les accès de suffocation se reproduisent fréquemment, et, maintes fois, la nuit, elle paraît sur le point d'asphyxier. Il existe du cornage. La voix est presque éteinte. La malade réclame une opération, elle se sent, dit-elle étouffée par quelque chose qui la serre au cou. En égard à la marche de la tumeur et aux accidents qu'elle déterminait, M. Poncet porta le diagnostic de cancer de la thyroïde.

Malgré l'absence de fluctuation, il fit sur deux points qui étaient un peu plus mous, une ponction avec un trocart de moyen volume et en retira avec l'aspiration 5 à 6 grammes de sang rouge, rutilant.

Aucun soulagement ne résulta de cette opération. Pendant la

nuit, la malade eut des accès de suffocation, à la fin du jour l'angoisse respiratoire était plus marquée.

Dans la nuit dn 18 mai, vers onze heures, la gêne de la respiration était extrême. 50 respirations par minute, cornage bruyant, menaces d'asphyxie, pas de cyanose de la face. M. Poncet pratiqua séance tenante la trachéotomie, prenant comme point de repère le cartilage cricoïde; il fit son incision suivant la trachée déviée à droite. Après avoir dégagé et refoulé légèrement en haut l'isthme de la thyroïde peu hypertrophiée, il incisa les 2e, 3e et 4e anneaux de la trachée. se servant de l'index gauche comme conducteur et pour la taille de la trachée et pour l'introduction immédiate de la canule,

La malade ne perdit pas 2 gr. de sang.

La nuit qui suivit fut assez bonne. La respiration devint plus facile. La malade dormit un peu. Le matin, la respiration était fréquente (30 respirations par minute). Des mucosités sanguinolentes, visqueuses, obstruent en partie la canule. On la nettoya avee soin. La journée fut bonne.

Le 19 mars. La malade a dormi dans la nnit; elle a moins souffert. Pas de fièvre.

Le soir la respiration devient plus fréquente pendant 3 ou 4 heures. Les quintes de toux se répètent. On enlève fréquemment la double canule pour la nettoyer.

Le 20. 0 gr. 50 de sulfate de quinine à prendre vers le milieu de la journée. Vin de quinquina coupé avec de l'eau minérale comme boisson. Le soir accès de toux moins réguliers, beaucoup moins longs et moins pénibles.

Le 21. Même médication. La malade se trouve mieux: elle prend des aliments solides; presque pas de quintes de toux dans la nuit.

Les 22 et 23. Rien de particulier dans l'état de la malade. Chaque soir injection sous-cutanée de 0,015 milligr. de chlorhydrate de morphine.

Pendant ces deux jours, on suspendit le quinine. Dans la soirée du 24 mars, accès de suffocation avec quintes de toux.

Le 25. M. Poncet vit la malade sur les neuf heures; elle était calme, gaie et rien ne faisait prévoir une mort prochaine. Elle succomba la même nuit sur les deux heures du matin. Au dire de la religieuse garde-malade, elle se serait éteinte pendant le sommeil. La canule ne s'était pas déplacée, la malade n'était pas morte dans un accès de suffocation. M. Poncet croit qu'une injection sous cutanée trop forte a été faite par la religieuse qui avait pris sur elle de pratiquer une nouvelle injection.

Autopsie. — M. Poncet put enlever clandestinement la glande thyroïde et tout l'arbre respiratoire avec les poumons. Il n'existait pas de tumeur, à proprement parler, mais une hypertrophie des lobes : hypertrophie cancéreuse. Le tissu mollasse, très vasculaire, fournissait au raclage un suc lactescent, nulle part on ne trouvait de kyste. Les ganglions profonds de chaque côté de la colonne vertébrale étaient de la grosseur d'une petite noisette. La tumeur encastrait complètement la trachée ; elle envoyait en arrière entre l'œsophage et la trachée un prolongement qui soulevait la paroi au niveau des 3e, 4e et 5e anneaux cartilagineux. En un point qui correspondait au refoulement de la paroi postérieure par le néoplasme, on trouvait sur la trachée une ulcération de 4 à 5 millimètres carrés, due certainement à la pression du dos de la canule sur la muqueuse déplacée en avant.

Pas d'emphysème.

La trachée, fortement déviée à droite, n'a pas subi de déformation dans sa portion cartilagineuse. La muqueuse ainsi que celle des grosses bronches est rouge, hyperémiée, recouverte de mucosités en petite quantité. Les poumons sont sains en apparence et on ne trouve qu'un peu d'emphysème ; mais on voit sur la face antéro-interne du poumon droit des nodosités du volume d'un pois à une noisette, et qui offrent les mêmes caractères que la tumeur thyroïdienne. Dans l'épaisseur des deux poumons, quelques nodosités semblables. Les ganglions du médiastin qui sont atteints sont hypertrophiés.

L'examen histologique a montré qu'il s'agissait d'un carcinome encéphaloïde.

Observation XII.

Cancer du corps thyroïde ayant comprimé le conduit œsophagien.
(Par M. Boucher, interne des hôpitaux. — Société anatomique, 1867.)

B..., âgée de 69 ans, entre le 27 novembre 1866, à l'hôpital Saint-Antoine, service de M. Millard, pour une hémiplégie du côté gauche qui était survenue la veille brusquement. Peu à peu les mouvements revinrent, mais la malade se plaignait d'une grande difficulté pour avaler les aliments solides.

En examinant la région antérieure du cou, la simple vue, grâce à l'extrême maigreur de la malade, permettait de constater une augmentation du volume du corps thyroïde. Le toucher faisait reconnaître que cet organe était transformé en une masse dure et résistante. La situation de cette tumeur, les mouvements d'ascension pendant la déglutition, prouvaient qu'elle était bien indépendante du corps thyroïde. On constatait en outre une augmentation de volume considérable de tous les ganglions de la région.

Bientôt la dysphagie augmenta ; l'introduction de tout aliment solide devint impossible, et la malade finit par succomber le 13 janvier 1867, sans qu'on ait pu en obtenir aucun renseignement précis sur le début et la marche de la tumeur.

Autopsie. — On trouve le corps thyroïde avec sa forme habituelle. Ses deux lobes latéraux étaient parfaitement distincts, se touchant sur la ligne médiane et séparés seulement par un sillon sinueux et peu profond. On ne voyait aucune trace de l'isthme, disposition qui se trouve fréquemment à l'état normal. La hauteur du corps thyroïde sur la ligne médiane en avant, au niveau de la réunion des deux lobes, est de quatre centimètres. Le lobe droit mesure de dedans en dehors six centimètres et demi, sa hauteur en arrière est de huit centimètres. Il comprime fortement l'œsophage. Le lobe gauche mesure de dedans en debors sept centimètres seulement. L'épaisseur de chacun des lobes est en moyenne de 2 centimètres et demi ; leur consistance est très ferme dans tous les points ; leur coupe est résistante, d'une couleur blanchâtre, et présente un grand nombre de petits points lacuneux, trace probable des vésicules glandulaires du corps thyroïde. Le raclage donne une notable quantité de suc.

La plupart des ganglions des régions sus et sous thyoïdiennes ont subi la même dégénérescence.

On voit surtout deux ganglions volumineux au niveau de la bifurcation de l'artère carotide primitive. Le plus gros mesure 3 centimètres de diamètre, un autre ganglion très volumineux se retrouve également au-dessous de l'artère sous-clavière. Les ganglions péri-œsophagiens et trachéaux, de même que ceux qui environnent le corps thyroïde et lui sont adhérents, paraissent envahis et surtout indurés.

L'œsophage est considérablement rétréci par la compression qu'exerçaient de chaque côté les lobes du corps thyroïde, et plus bas les ganglions devenus malades; mais ses parois ne semblent nullement altérées. Les nerfs réurrents paraissent sains. On n'avait pas, en effet, pendant la vie, remarqué d'altération de la voix, sinon un peu d'affaiblissement qu'on pouvait mettre sur le compte de la faiblesse générale de la malade. La trachée a notablement conservé son calibre. Ses parois et celles du larynx n'offrent rien de remarquable. A l'intérieur de ce dernier organe, on trouve sur la corde vocale supérieure gauche une petite plaque d'un rouge vineux, et au niveau de la portion sous-glottique, une plaque semblable, un peu plus étendue et paraissant sur le point de s'ulcérer.

M. le Dr Ranvier qui a fait l'examen micrographique de la glande thyroïde a reconnu qu'elle était devenue le siège d'un carcinome (cancer encéphaloïde), présentant déjà quelques points de régression graisseuse. Les principaux éléments contenus dans ce tissu consistent en grosses cellules cancéreuses et éléments fibro-plastiques.

Observation XIII.

Asphyxie produite par le passage des deux nerfs récurrents à travers une dégénérescence encéphaloïde du corps thyroïde.

Par M. Gaubric, interne (des hôpitaux. — Société anatom., 1841.)

Marie Taurin, âgée de 56 ans, couturière, fut admise dans les premiers jours du mois de février 1841, à l'hospice de la Salpêtrière, comme incurable. Elle était affectée d'un cancer de l'utérus et portait au niveau du tiers supérieur de la jambe gauche une volumineuse tumeur.

Le jour même de son entrée à l'hospice, elle fut obligée de passer à l'infirmerie pour une suffocation qui, par moment, la fatiguait beaucoup.

Nous la vîmes pour la première fois le 6 février. L'utérus et le genou la faisaient peu souffrir, et comme je n'aurai plus occasion d'en parler, je dirai tout de suite que l'autopsie permit de constater l'existence d'un cancer ulcéré du col de l'utérus et une dégénérescence encéphaloïde du tiers supérieur du tibia et du péroné.

Toute notre attention se porta nécessairement sur les accès de suffocation. Ces accès survenaient quelquefois saus cause appréciable ; d'autres fois à la suite d'un redressement brusque du cou ; tantôt pendant *les repas*, tantôt, le plus souvent même, quand on palpait la région antérieure du cou. Ces accès, dont le nombre était tous les jours variables, duraient depuis une jusqu'à cinq minutes, rarement davantage ; l'inspiration était sifflante, prolongée ; l'expiration longue, difficile et chaque fois accompagnée d'une toux sèche, brusque et sonore ; ces deux mouvements n'étaient point accélérés (vingt inspirations par minute) ; puis les accès cessaient spontanément et toujours plus vite si la malade buvait quelques cuillerées d'une potion éthérée. Pendant les accès, le visage, le cou offraient tous les signes qui accompagnent la gêne de la respiration. Auscultée et percutée avec soin, la poitrine ne put rendre aucun compte de ces accès ; leur cause était ailleurs et nous crûmes la trouver dans un développement exagéré du corps thyroïde.

La malade portait en effet à la partie antérieure du cou, au-dessus du larynx, au-devant de la trachée, une tumeur oblongue transversalement, dont le bord inférieur était éloigné d'un pouce environ (0^m, 027) de la fourchette sternale. Son diamètre transversal avait deux pouces environ (0^m,054) et le vertical un pouce et demi (0^m,040. Elle faisait une saillie très prononcée en avant, sur la ligne médiane et sur les côtés. Les parties latérales étaient recouvertes par les faisceaux sternaux des muscles sterno-cléido-mastoïdiens ; d'une consistance pâteuse et partout égale, la tumeur n'offrait aucun battement, aucun frémissement, nulle trace de fluctuation, la peau qui la recouvrait était légèrement tendue, mais saine et mobile.

Cette tumeur datait de six mois. Survenue *à la suite* du cancer de l'utérus et de la tumeur du genou gauche. Sans cause appréciable comme les deux premières, elle avait progressivement augmenté de volume. Chose remarquable ! au mois de décembre elle avait acquis le plus d'extension et faisait le plus de saillie ; elle n'avait encore déterminé aucun accès ; tout se réduisait à la gêne de son poids.

Depuis le mois de décembre, la tumeur s'est aplatie, a paru diminuer de volume, et le 15 janvier, les accès se sont manifestés pour la première fois. Sans être exagéré, ne peut-on pas attribuer aux aponévroses cervicales cette influence sur la marche de la tumeur ?

En nous appuyant sur les caractères propres à la tumeur et la nature des affections auxquelles elle succédait, nous pensâmes que le corps thyroïde avait éprouvé une augmentation dans son volume et sa consistance et qu'il avait probablement subi une dégénérescence encéphaloïde. Et comme cette tumeur permanente donnait naissance à des accès du suffocation ; comme ces accès survenaient toutes les fois que la malade redressait brusquement le cou ; que par la palpation ou l'application du sthétoscope on repoussait vers la colonne vertébrale le corps thyroïde, que ces accès ne se reproduisaient pas tant que la malade immobile tenait son cou légèrement fléchi, nous pensâmes que la tumeur, agissant comme un obstacle mécanique, comprimait les nerfs pneumo-gastriques et, dans ce cas seulement, entraînait les accès ; nous présumâmes même que la compression pouvait bien ne se faire que sur les nerfs récurrents, en raison de l'altération isolée des fonctions du larynx.

La maladie persista pendant trois semaines avec les mêmes caractères. Les accès se manifestaient quatre, cinq, six fois par jour ; leur type était franchement intermittent ; une potion éthérée calmait promptement la suffocation et dans l'intervalle des accès la malade commençait à respirer à l'aise, sans le moindre souffrance.

Elle surveillait tous ses mouvements, relevait sa tête avec ses oreillers, afin d'avoir le cou légèrement fléchi, et quand elle mangeait, elle n'introduisait dans son estomac que des aliments liquides ou réduits en bouillie, sous forme de soupe surtout, parce que les corps durs entraînaient une déglutition difficile et cette difficile déglutition de nouveaux accès.

Au bout de 3 semaines, la scène changea. Sans cause appréciable, les accès se rapprochèrent et devinrent si nombreux que l'hématose en reçut une atteinte marquée. Le lundi 1er mars, la suffocation devint continue et la maladie passa du type intermittent au type continu; il y avait seulement vers le soir et dans la nuit une exacerbation marquée. L'inspiration et l'expiration présentaient les mêmes caractères qu'autrefois, longues, sifflantes, difficiles, accompagnées d'une toux brusque, sonore, sèche.

Le 2 mars, au matin, ces caractères n'étaient plus les mêmes ; on eût dit un œdème de la glotte. La suffocation était continue ; l'inspiration longue, difficile, sifflante, l'expiration courte et très facile. La malade était dans une prostration extrême ; la tête fléchie sur la poitrine, le visage pâle, les yeux ternes et injectés, les lèvres bleuâtres et gonflées, les veines du cou saillantes ; les extrémités froides, pâles, bleues seulement sur le trajet des veines, le pouls inégal, mou, difficile à compter. Il fut impossible de porter le doigt dans le gosier pour s'assurer de l'état des replis aryténo-épiglottiques; mais en présence d'une suffocation imminente, M. Manec se décida à pratiquer la trachéotomie.

Nous n'avions pas de canule à notre disposition et l'on retarda l'opération jusqu'au moment où l'on en aurait remis une. Deux heures après nous arrivâmes, mais chose étrange ! bien que la prostation fût extrême et la mort presque inévitable par suite du défaut d'hématose, l'inspiration et l'expiration étaient devenues plus faciles ; il n'y avait plus les signes de l'angine œdémateuse, et la quantité d'air qui passait par le larynx semblait aussi grande que celle qui aurait pu passer à travers une canule laryngienne. Ce fait contribua beaucoup à détourner M. Manec de toute idée d'opération, et pour partager son avis, il n'y avait qu'à jeter un coup d'œil sur cette pauvre femme. Epuisée par les pertes qu'occasionnait, depuis 4 ans, le cancer de l'utérus, condamnée à l'immobilité par la tumeur encéphaloïde du genou, étranglée par une tumeur dont on ne connaissait pas les limites et dont on ne pouvait borner la marche, menacée de suffocation imminente, quand on étendait son cou, elle était encore presque irrévocablement vouée à la mort, par suite de la prostration profonde et prolongée où l'avait placée le défaut d'hématose.

On n'opéra pas ; les symptômes de suffocation persistèrent et la malade mourut le 3 mars, à deux heures de l'après-midi.

Autopsie. — A l'autopsie faite vingt-quatre heures après la mort, nous trouvâmes dans la poitrine et l'abdomen tous les caractères anatomiques qui se rencontrent dans des cas analogues ; aussi, n'en parlerai-je pas ici.

Le corps thyroïde avait éprouvé une dégénérescence encéphaloïde. Recouvert et aplati légèrement par les muscles sterno-cléido-mastoïdiens, sterno-hyoïdiens et sterno-thyroïdiens, il présentait sur la ligne médiane un développement morbide de la partie moyenne ou *isthme* qui faisait une saillie angulaire entre les muscles sterno-hyoïdiens. Les deux lobes latéraux offraient sur leur face postérieure une gouttière longitudinale dans laquelle étaient en partie logées les artères carotides. A travers le lobe latéral gauche passait le nerf récurrent de ce côté...

Ce nerf, parvenu à la partie inférieure de la tumeur, la perçait de bas en haut et, s'éparpillant en plusieurs branches dans l'intérieur de la tumeur, confondait quelques-unes d'entre elles avec la dégénérescence, tandis que les autres encore intactes émergeaient du corps thyroïde, et se réunissant tous en faisceau plus étroit que le faisceau nerveux, au moment de son entrée, allaient directement aux muscles du larynx.

Le nerf récurrent droit passait, lui aussi, au travers du lobe latéral correspondant de la tumeur, mais tout près de la face postérieure du lobe et séparé des tissus sous-jacents par une couche mince de tissu encéphaloïde. Ses faisceaux ne se divisaient pas dans l'intérieur de la glande et se portaient tous aux muscles du larynx.

La portion de la trachée artère contenue dans la tumeur n'était pas altérée dans sa structure, ni pénétrée par le cancer : son calibre était seulement rétréci. Les extrémités des cerceaux cartilagineux étaient contigus et la membrane musculo-fibreuse, tendue entre ces extrémités dans l'état normal, était plissée longitudinalement, réduite au volume d'un cordon sans autre lésion matérielle ; plus bas la trachée reprenait son ampleur par le déplissement de cette membrane.

Le larynx n'a offert aucune sorte d'altération : cartilages, ligaments, muscles, muqueuse, tissu sous-muqueux, tout était sain.

L'œsophage était adhérent et impossible à séparer du lobe latéral gauche de la tumeur. La dégénérescence commençait à envahir les parois seulement et pouvait rendre un compte satisfaisant de la dysphagie observée pendant la vie.

Observation XIV.

Cancer de la glande thyroïde. — Pénétration de la tumeur dans la veine jugulaire gauche. — Mort.

(In thèse de Jaupitre, Paris, 1876. — Résumée.)

Le nommé Delourme (Pierre), âgé de 51 ans, exerçant la profession de boulanger. entre à l'hôpital Saint-Louis en mars 1876, pour une tumeur volumineuse de la région antérieure du cou.

Cet homme offrait en réalité trois tumeurs principales de nature cancéreuse ; elles occupent le lobe droit, le lobe gauche et l'isthme. — Il y a eu propagation aux ganglions voisins et à ceux des régions sus et sous-hyoïdiennes. A la suite d'accès de suffocation, M. Péan pratique la trachéotomie qui fut rendue difficile par une déviation de la trachée. — Le malade mourut et, à l'autopsie, le fait le plus saillant fut celui-ci :

La veine jugulaire était distendue par une masse blanchâtre, au point d'avoir doublé de volume. Les branches afférentes de la face et du cou du côté correspondant étaient elles-mêmes envahies par des prolongements de la même substance et remplies de caillots ; de même on observait des prolongements vers le tronc brachio-céphalique qui était complétement oblitéré. — La veine d'ailleurs était intimement unie à la tumeur et on ne pouvait les séparer.

En ouvrant le vaisseau, on constata que la masse blanchâtre était constituée par une substance blanchâtre, analogue à de la pulpe cérébrale ; tandis que dans les veines afférentes, c'étaient simplement des caillots fibrineux.

Observation XV.

Sarcome pulsatile multiple de la fosse temporale gauche, du corps thyroïde et du sternum.

(Par M. Vallérian, interne des hôpitaux. — Résumée.)

Une malade de l'infirmerie de la Salpêtrière présentait deux tumeurs, l'une de la fosse temporale gauche, l'autre du lobe droit du corps thyroïde pour lesquelles elle a pris sans résultat pendant quinze jours de l'iodure de potassium.

Nous ne ferons qu'indiquer ici les caractères propres à la tumeur du corps thyroïde :

Elle est placée à la partie inférieure du cou, à droite, au-dessous et au-dedans du sterno-cléido-mastoïdien ; du volume d'un œuf de poule, et allongée transversalement, cette tumeur adhère au larynx qu'elle suit dans ses mouvements. Elle dépend du corps thyroïde. Elle est très dure, bosselée, donne au doigt la sensation d'une masse calcaire: elle est soulevée par les battements de la carotide primitive droite. A son niveau, on perçoit un double bruit de souffle, l'un systolique assez fort et prolongé, l'autre diastolique, bref ; comme du côté opposé, au niveau de la carotide primitive gauche, on perçoit des bruits très analogues, on ne peut savoir si des bruits anormaux se produisent dans la tumeur. Il y a trois ans que pour la première fois on a remarqué l'existence de cette tumeur.

A l'autopsie, on trouva une tumeur développée aux dépens du corps thyroïde, du volume d'un œuf de poule : prolongée en dehors et en haut, elle est revêtue dans presque toute son étendue, en avant, par une coque calcaire d'un millimètre d'épaisseur. En arrière, la tumeur est placée directement sur les premiers anneaux de la trachée, qu'elle comprime visiblement. Le calibre de la trachée est diminué de près de moitié à cet endroit. — Des fragments des trois tumeurs ont été examinés à l'état frais et partout on a trouvé de petites cellules avec un gros noyau, assez régulières; nulle part, il n'y avait de plaques à noyaux multiples. Il s'agit donc ici d'un sarcome multiple, très vasculaire, ayant pu donner lieu, grâce à cette vascularisation, à des battements et à des bruits de souffle. C'est du reste le diagnostic qui avait été porté pendant la vie, par MM. Delens et Le Dentu.

OBSERVATION XVI.

(Rose. — In Arch. f. Klin. chir., t. XXIII.)

Etouffement pendant le cours d'un fongus médullaire de la glande thyroïde, à l'âge de 37 ans.

Charlotte Sack, âgée de 36 ans, femme d'un tailleur d'habits, fut admise le 11 août 1861 à l'hôpital, pour un goitre cancéreux, et en mourut le 19 août. Elle avait un gonflement du cou et à la palpation on sentait la tumeur composée d'une grande quantité de bosselures. Cela se remarquait surtout sur le côté gauche du cou et sur le milieu.

On incisa la tumeur. La malade ne put plus rester au lit, elle restait assise dans un fauteuil. Après qu'on eut essayé avec ménagement de l'ausculter, elle fut prise d'un étouffement. Le 17 août on fit une nouvelle piqûre dans la tumeur avec un trocart explorateur. Il ne s'en écoula qu'un liquide sanguinolent. On fit ensuite une incision longue d'un doigt. Il n'en sortit que du sang veineux, mais en abondance. Une compression fut aussitôt faite. Il n'y eut pas d'hémorragie interne.

Avant même que la bande compressive fût enlevée, la malade mourut. A l'autopsie la tumeur avait disparu. On trouva un grand nombre de nodosités saillantes à la surface des poumons, ainsi que dans le médiastin : il n'y avait pas de métastase dans les autres organes.

OBSERVATION XVII.

(Rose. — In Arch. f. Klin. chir., vol. XXIII. — Résumée.)

Barbe Lier, âgée de 62 ans, femme de ménage à Hirzal, près de Horgen, fut admise le 20 mars 1877 à l'hôpital cantonal de Zurich.

Les parents et les enfants de la malade n'ont pas de goitre ; une de ses sœurs seulement en a un.

Son goitre datait de ses premières couches, avant l'âge de 37 ans. Mais après cet accouchement il se mit à grossir. Elle employa toutes sorte de pommade pour s'en guérir. Toutefois il ne la gênait ni pour respirer, ni pour avaler, ni pour parler. Elle ne souffrait pas. Ce ne fut que quatorze jours avant son entrée à l'hôpital que la malade remarqua que son goitre enflait fortement. Cette augmentation de volume s'accrut rapidement et la malade ressentit de violentes douleurs du côté droit du cou jusqu'à la nuque. La tumeur croissait chaque jour et il se formait de nouvelles bosselures au-dessus du larynx.

Les souffrances devinrent insupportables.

Jusqu'à son entrée, la respiration, la déglutition et la voix restèrent nets. A son entrée, c'était une femme grande, de structure normale et ses organes internes fonctionnaient normalement. Le cou seul était d'une grosseur informe. A gauche de la ligne médiane se montrait une forte proéminence, grosse comme le poing. A droite de cette proéminence, se trouvait une autre tuméfaction, inégale, diffuse, qui remontait en arrière jusqu'aux muscles latéraux du cou. Par-dessus on voyait la jugulaire externe, la veine médiane du cou et différentes branches.

Après avoir décrit cette tumeur, Rose rapporte que la dyspnée apparaissait par accès et qu'à certains moments il y avait une véritable suffocation. En même temps il se manifesta des phénomènes nerveux du côté du bras, une sorte de paralysie qui l'empêchait de se mouvoir facilement.

On n'opéra pas la malade, qui retourna chez elle pour y mourir peu de temps après.

Observation XVIII.

(Société anatomique, p. 211, 1841.)

M. Gaubric présente un cancer encéphaloïde du corps thyroïde ; la malade, âgée de 91 ans, s'aperçut pour la première fois d'une tumeur au cou au mois de mai dernier. Cette tumeur fit des progrès très rapides. La malade entra le 15 juin à l'infirmerie de la Salpêtrière. L'accroissement est devenu de plus en plus grand ; il y a d'abord eu de la gêne dans la déglutition, de l'aphonie, puis de la gêne dans la respiration. La tumeur occupe surtout le lobe latéral droit du corps thyroïde : elle est formée de tissu encéphaloïde et sa marche si rapide fait penser à M. Gaubric qu'on doit la regarder comme un exemple de cancer aigu. Elle occupait toute la hauteur du cou et se prolongeait dans la poitrine; le nerf récurrent droit passe dans l'épaisseur de la tumeur; il est ramolli et presque dégénéré dans une partie de son étendue; cependant on peut le suivre dans toute sa longueur sans interruption. Le gauche est complètement sain et ne passait pas dans la tumeur; les nerfs laryngés supérieurs sont intacts.

L'artère carotide primitive gauche traverse la dégénérescence; on avait d'abord pu sentir ses battements, mais dans les derniers temps, ils étaient devenus imperceptibles. La veine jugulaire interne, comprise aussi dans la tumeur, n'était point oblitérée. La trachée-artère ne paraît point aplatie; le larynx est complètement sain.

Observation XIX.

Tumeur carcinomateuse du corps thyroïde avec noyaux secondaires du cerveau et du poumon.

(Par M. le docteur A. Mayor.)

L'observation que j'ai l'honneur de présenter à la Société est d'un intérêt purement anatomique. Le côté clinique y fait presque entièrement défaut. Les seuls renseignements certains que j'ai pu recueillir sur la malade sont les suivants. Dans le courant de 1880, entra dans le service de M. le Dr Siredey, à Lariboisière, une femme d'une cinquantaine d'années, qui présentait des phénomènes nerveux que l'on attribua à l'existence probable d'une tumeur cérébrale et, comme la malade semblait avoir eu autrefois quelques accidents, que l'on pensait pouvoir rapporter à la syphilis, on institua le traitement spécifique, qui resta du reste sans résultat. D'autre part, la malade possédait une tumeur thyroïdienne de la grosseur du poing, dure, bien limitée, mobile, qui remontait à plusieurs années, disait-elle. Les renseignements qu'elle pouvait donner étaient du reste sans grande importance et sans exactitude sur son état cérébral. En 1881, cette malade mourut après une sorte d'attaque apoplectiforme.

A l'autopsie, les trois organes qui parurent présenter quelque altération furent le cerveau, le poumon et le corps thyroïde. Ce dernier constituait une tumeur du volume du poing, nettement limitée, facilement énucléable, n'ayant nullement entraîné la dégénérescence des ganglions voisins et qui, ouverte, se montrait constituée en majeure partie par des noyaux caséeux volumineux, confluents ou séparés simplement par des travées fibreuses.

Dans le poumon, au milieu d'un tissu congestionné et œdémateux, se montraient des nodules variant de la grosseur d'un pois à celle d'une noix et formés d'une substance friable, d'un blanc jaunâtre ou rosé. Ils n'étaient entourés, du reste, d'aucune zone conjonctive limitante. Enfin, dans le lobe sphénoïdal droit, au voisinage de la selle turcique, se voyait une tumeur parsemée de foyers hémorrhagiques, lesquels l'altéraient à tel point qu'il était impossible d'en déterminer le volume exact, car ces foyers avaient pénétré de là dans le tissu cérébral ; l'un d'eux s'était ouvert dans le ventricule latéral correspondant et avait formé une hémorrhagie ventriculaire qui expliquait facilement la mort.

L'*examen histologique* de ces tumeurs a été fait au laboratoire d'histologie des hôpitaux. Il a donné les résultats suivants :

1° *Corps thyroïde.* Une coupe, portant à la fois sur les parties centrales caséeuses de la tumeur et sur la mince écorce non dégénérée en apparence, montre que cette dernière est formée d'alvéoles allongées parallèlement à la surface du néoplasme et séparées parfois par des travées de tissu conjonctif très solides, qui pénètrent jusque dans la masse caséeuse pour s'y perdre.

Les alvéoles les plus superficielles sont remplies de cellules assez grandes, multinucléées, irrégulières dans leur forme. A mesure que l'on s'enfonce vers le centre de la tumeur, ces cellules changent d'aspect. Tout d'abord, elles deviennent vitreuses, homogènes ; elles se colorent d'une façon uniforme en rouge jaunâtre. Le noyau n'est indiqué alors que par une zone plus fortement teintée et mal délimitée. Dans les alvéoles plus profondes, les cellules se chargent de graisse ; ce sont d'abord des granulations qui apparaissent dans le protoplasma et auxquelles se joignent bientôt de véritables gouttelettes. Tuméfiées par cette accumulation de matières grasses, les cellules dilatent les petites cavités qui les contiennent, amincissent les cloisons alvéolaires. Bientôt les corps cellulaires, altérés et confondus, ne forment plus qu'une masse granuleuse, les tractus les moins volumineux disparaissent, le centre de la tumeur se trouve formé de ces noyaux caséeux qu'on apercevait à l'œil nu. Dans ce caséum, le microscope montre, au milieu de fines granulations, des corps réfringents affectant la forme de sphères, parfois divisées en secteurs inégaux et qui ne sont autre chose qu'une matière grasse spéciale, dont la réaction caractéristique est sa coloration vive et facile par la purpurine. Les vaisseaux rares, peu volumineux, ne se rencontrent que dans les tractus fibreux d'une certaine importance.

2° La description des *nodules pulmonaires* ne serait qu'une répétition de celle que nous venons de donner de la tumeur thyroïdienne. En effet, la structure générale, la marche de la dégénérescence cellulaire sont ici les mêmes. Il est important néanmoins de noter quelques points spéciaux. Remarquons d'abord que la trame du néoplasme est formée de celle de l'organe lui-même, que les cloisons qui limitent les amas des cellules anormales ne sont autres que les parois des alvéoles pulmonaires, puis, fait non moins intéressant, la périphérie du nodule pulmonaire n'est nullement indiquée par une néoformation conjonctive ; la sclérose pulmonaire, à quelque degré de son évolution qu'on veuille la considérer, ne joue aucun rôle dans la néoplasie que nous étudions. La seule altération du tissu qui entoure la tumeur consiste en un certain degré de congestion, accompagné, comme cela doit être, d'une tuméfaction corrélative des cellules épithéliales des alvéoles.

3° La *tumeur cérébrale* est fort altérée par l'existence d'hémorrhagies dans son épaisseur. Dans les parties cependant où l'on peut reconnaître sa structure, on y rencontre les mêmes cellules volumineuses que dans les alvéoles superficielles du néoplasme thyroïdien. Mais ici elles n'ont subi d'autre altération que la dégénérescence vitreuse. En outre, les travées qui séparent les groupes cellulaires sont infiniment moins régulières, moins complètes que dans les tumeurs que nous avons décrites tout d'abord.

Pour ces trois néoplasmes, il est un point commun fort intéressant, c'est qu'il a été impossible d'établir la transition entre les éléments normaux du tissu où ils se sont développés et les éléments pathologiques. Dans le corps thyroïde où cela eût été d'importance majeure, je n'ai pu retrouver la moindre parcelle du tissu normal de la glande.

Quelle est d'après cette description la dénomination à appliquer à cette tumeur? Il me paraît absolument nécessaire d'admettre qu'il s'agit ici d'un néoplasme développé tout d'abord dans la glande thyroïde et ayant donné lieu ensuite à la formation de nodules secondaires cérébraux et pulmonaires. Le fait de la dégénérescence complète du corps thyroïde, l'existence de cette tumeur à une période où les symptômes nerveux étaient nuls, sa dégénérescence centrale qui ne fait défaut que dans le noyau encéphalique, voici des caractères qui me paraissent plaider énergiquement en faveur de la manière de voir que j'énonce.

A ne considérer maintenant que la stucture des parties fermes de la tumeur, qu'on les examine dans le corps thyroïde, ou que, au contraire on se reporte aux nodules secondaires, il est difficile de refuser à ce néoplasme le nom de *carcinome*. Ne répond-il pas en effet, exactement, par sa structure alvéolaire, par le contenu de ses cavités, par la disposition générale de celles-ci, à la définition même de ce genre de tumeur. L'apparence des nodules pulmonaires à leur phériphérie est également en faveur de ce diagnostic; et, cependant, il est manifeste que la dégénérescence caséeuse qui, ici, par la fidélité avec laquelle elle se présente dans les nodules pulmonaires, devient en quelque sorte, un caractère anatomique de la tumeur, n'est point habituelle avec une pareille importance dans le carcinome. Enfin, et surtout, le fait que ce corps thyroïde dégénéré était resté exactement limité par son enveloppe fibreuse, qu'il n'envoyait point de prolongement dans les tissus ambiants, que les ganglions voisins étaient sains, paraît également bien anormal dans l'hypothèse d'un carcinome.

Il est également évident que rien, dans ce fait que nous rapportons, ne se rapproche de la description donnée par MM. Cornil et Ranvier, d'un épithélioma thyroïdien observé en 1876 dans le service de M. Hayem. Cependant malgré toutes ces considérations, que l'on raisonne par exclusion, ou qu'au contraire on se base simplement sur l'observation des parties typiques de la néoplasie, on verra, me semble-t-il, qu'il est impossible de découvrir à la tumeur dont je viens de donner la description une dénomination autre que celle de *carcinome*. C'est, par conséquent, celle que je propose de lui laisser, en dépit des anomalies qu'elle présente.

Paris. — A. PARENT, imprimeur de la Faculté de médecine, rue Monsieur-le-Prince, 31.
A. DAVY, successeur.

www.ingramcontent.com/pod-product-compliance
Ingram Content Group UK Ltd.
Pitfield, Milton Keynes, MK11 3LW, UK
UKHW020921180726
13838UKWH00002B/677